シリーズ編集　中井俊樹　愛媛大学教育・学生支援機構　教授

看護教育実践シリーズ 3

授業方法の基礎

編集　**中井俊樹**　愛媛大学教育・学生支援機構　教授
　　　小林忠資　岡山理科大学獣医学部　講師

医学書院

〈看護教育実践シリーズ〉3
授業方法の基礎

発　行　2017年8月15日　第1版第1刷©
　　　　2021年4月15日　第1版第3刷

シリーズ編集　中井俊樹（なかいとしき）

編　集　中井俊樹（なかいとしき）・小林忠資（こばやしただし）

発行者　株式会社　医学書院
　　　　代表取締役　金原　俊
　　　　〒113-8719　東京都文京区本郷 1-28-23
　　　　電話　03-3817-5600（社内案内）

印刷・製本　三美印刷

本書の複製権・翻訳権・上映権・譲渡権・貸与権・公衆送信権（送信可能化権を含む）は株式会社医学書院が保有します．

ISBN978-4-260-03202-5

本書を無断で複製する行為（複写，スキャン，デジタルデータ化など）は，「私的使用のための複製」など著作権法上の限られた例外を除き禁じられています．大学，病院，診療所，企業などにおいて，業務上使用する目的（診療，研究活動を含む）で上記の行為を行うことは，その使用範囲が内部的であっても，私的使用には該当せず，違法です．また私的使用に該当する場合であっても，代行業者等の第三者に依頼して上記の行為を行うことは違法となります．

|JCOPY|〈出版者著作権管理機構　委託出版物〉
本書の無断複製は著作権法上での例外を除き禁じられています．
複製される場合は，そのつど事前に，出版者著作権管理機構
（電話 03-5244-5088，FAX 03-5244-5089，info@jcopy.or.jp）の
許諾を得てください．

「看護教育実践シリーズ」刊行にあたって

　看護教員を対象とした研修を担当すると，参加者の教育に対する情熱に圧倒されることがあります。学生が就職してからも困らないように，教室の内外においてさまざまな試行錯誤をしていることがわかります。教育に対する思いや情熱は最も重要なのかもしれません。しかし，思いや情熱だけでは効果的に教育することはできません。

　「看護教育実践シリーズ」は，看護教育に求められる知識と技能を教育学を専門とする教員が中心となって体系的に提示することで，よりよい授業をしたいと考える看護教員を総合的に支援しようとするものです。つまり，教育学という観点から，看護教員の情熱をどのように学生に注げばよいのかを具体的にまとめたものです。

　読者として想定しているのは，第一に看護学生を指導する教員です。加えて，看護教員を目指す方，看護教員の研修を担当する方，病院で看護学生を指導する方にも役立つと考えています。看護分野の授業文脈で内容はまとめられていますが，他分野の医療職教育などにかかわる方にとっても役立つ内容が含まれています。

　看護教育のシリーズ本はこれまでにも刊行されてきました。医学書院で刊行された「わかる授業をつくる看護教育技法」や「看護教育講座」のように看護教育の方法を体系的にまとめたシリーズ本です。これらは，看護教員の教育実践の質を高めることに大きく寄与しました。本シリーズは，これらの貴重な成果を踏まえ，近年の教育学や看護教育学の理論と実践の進展に対応することで，新たな形にまとめたものです。

　本シリーズは全5巻で構成されています。『1 学習と教育の原理』『2 授業設計と教育評価』『3 授業方法の基礎』『4 アクティブラーニングの活用』『5 体験学習の展開』です。それぞれが，1冊の書籍としても読めるようになっていますが，全5巻を通して読むことによって看護教育の重要な内容を総合的に理解できます。

本シリーズを作成するにあたって，各巻の全執筆者との間で執筆の指針として共有したことが3点あります。第一に，内容が実践に役立つことです。読んだ後に授業で試してみたいと思うような具体的な内容を多数盛り込むようにしました。第二に，内容が体系的であることです。シリーズ全体において，看護教育にかかわる重要な内容を整理してまとめました。第三に，内容が読みやすいことです。幅広い読者層を念頭に，できるだけわかりやすく書くことを心がけました。つまり，役立つという点では良質な実用書であり，網羅するという点では良質な事典であり，読みやすいという点では良質な物語であるようなシリーズを提供したいと考えて作成しました。

　本シリーズが多くの読者に読まれ，読者のもつさまざまな課題を解決し，看護教育の質を向上させる取り組みが広がっていくことを願っています。

「看護教育実践シリーズ」編集　中井俊樹

はじめに

　熱心に教えているのに，学生の理解が悪いのはどうしてだろう。このような悩みをもっている人はいませんか。もしかしたら，それは学生の努力不足が原因なのではなく，教員の授業方法に原因があるのかもしれません。

　看護教育における授業方法には工夫の余地があります。とりわけ看護教育は，看護師国家試験の合格という目標があるため，学生に身につけさせたい内容が多く，詰め込み型の教育になってしまう傾向にあります。しかし，豊かな人間性と幅広い視野をもった学生を育成するために，教員には，学生が主体的に深く理解していく学習を促す工夫が求められているのです。

　各回の授業をどのように構成したらよいのか。どのようにしたら学生にわかりやすく説明できるのか。学生の関心を向けるにはどのように発問したらよいのか。スライドをどのように作成したらよいのか。教材はどのように活用すればよいのか。学生が快適に学習できる環境をつくるにはどのような行動をとったらよいのか。これらは，すべて授業方法によって解決できることです。

　本書は，上記の問いを抱えながら，授業方法の改善を通して自身の授業をよりよくしたいと考える教員に向けて，効果的な授業方法の指針と具体例を提供するものです。特に，1回の授業をどのように進めたら学生の学習がよりよいものになるのかという観点から内容をまとめました。また，実践に役立つように，看護分野の授業の具体例を組み込み，陥りがちな課題やその解決策について記しました。

　また，授業方法に関するさまざまな工夫を提案しています。しかし，すべてを一度に授業に取り入れる必要はありません。まずは自分の授業で試してみたいと思う内容から少しずつ取り入れてください。そして，その効果を授業のなかで確認してください。このような試行錯誤をする

なかで授業は改善されるものです。

　本書の刊行にあたり，多くの方々からご協力をいただきました。吾郷美奈恵氏(島根県立大学)，大串晃弘氏(宝塚大学)，大場良子氏(埼玉県立大学)，香川暁美氏(松山看護専門学校)，片上貴久美氏(愛媛大学)，小林直人氏(愛媛大学)，近藤麻理氏(東邦大学)，齋藤希望氏(愛媛大学)，嶋﨑和代氏(中部大学)，髙橋平徳氏(愛媛大学)，寺尾奈歩子氏(愛媛大学)，常盤文枝氏(埼玉県立大学)，中島英博氏(名古屋大学)，西野毅朗氏(京都橘大学)，野本ひさ氏(愛媛大学)，水方智子氏(松下看護専門学校)，横山千津子氏(松山看護専門学校)には，本書の草稿段階において貴重なアドバイスをいただきました。また，坂口博紀氏(みんなのかかりつけ訪問看護ステーション名古屋，前愛媛大学医学部看護学科学生)，宮崎裕子氏(愛媛大学医学部看護学科学生)には，資料の作成や書式の統一などにご協力いただきました。そして，医学書院の藤居尚子氏，木下和治氏，大野学氏には，本書の企画のきっかけをいただいただけでなく，何度も松山まで足を運んでいただき，多岐にわたる有益なアドバイスを伺うことができました。この場をお借りして，ご協力いただいた皆さまに御礼申し上げます。

2017年7月

編者　中井俊樹・小林忠資

本書の構成と使い方

　本書は 3 部と付録から構成されています。第 1 部から順に読んでいくことを想定して書いていますが，自分の関心のあるところから読むという使い方もできます。どの章においても内容が章のなかで完結するように心がけて執筆しました。それぞれの内容は以下のようになっています。

　第 1 部では，授業方法の意義と指針について理解を深めます。授業方法がなぜ重要であるのかを理解したうえで，すべての学生の学習を支援するための指針や，導入・展開・まとめという授業の基本の型を理解することができます。

　第 2 部では，授業の基本的な技法を身につけます。具体的には，わかりやすく説明する方法，発問の活用方法，スライドの活用方法，板書の方法，教材の活用方法，フィードバックの与え方が身につけられます。それぞれの具体的な事例も紹介しています。

　第 3 部では，さまざまな場面での授業の工夫を身につけます。初回の授業のつくり方，最終回の授業のつくり方，授業時間外の学習の促し方，教室マネジメントの方法などが身につけられます。それぞれの具体的な事例も紹介しています。

　付録では，授業に役立つ資料をまとめています。学習指導案の例，ミニッツペーパーの例などを収載しています。また，本文中で**発問**🗝のように右肩に🗝がつけられた用語については，巻末の用語集にその用語の解説を記しています。

目次

「看護教育実践シリーズ」刊行にあたって ····················· iii
はじめに ·· v
本書の構成と使い方 ··· vii

第1部 授業方法の意義と指針 — 1

1章 授業方法で学生の学習を促す — 2

1 授業方法は重要だ ··· 2
　1 高級な食材でも残念な料理になる ······················· 2
　2 授業方法は軽視されがち ································· 2
　3 看護を教えるための知識を身につける ················· 3
　4 教員の裁量が大きい ····································· 4

2 さまざまな授業方法を理解する ··························· 4
　1 適切な授業方法を活用する ······························ 4
　2 講義法の特徴を理解する ································ 5
　3 アクティブラーニングの特徴を理解する ··············· 6
　4 体験学習の特徴を理解する ······························ 7

3 授業方法の罠に陥らない ·································· 8
　1 教員自身が気づきにくい失敗がある ···················· 8
　2 網羅したいという思いが逆効果 ························ 8
　3 活動自体が目的になってしまう ························ 9

4 授業方法の技能を高める ································· 10
　1 授業方法には型がある ·································· 10
　2 授業の実践を通して身につける ······················· 11
　3 自分の教育観にあわせていく ·························· 12

2章 すべての学生の学習を支援する — 14

1 多様な学生の学習を尊重する ・・・・・・・・・・・・・・・・・・・14
1. 多様な学生が存在している ・・・・・・・・・・・・・・・・・・・14
2. 2つの多様性を理解する ・・・・・・・・・・・・・・・・・・・14
3. 多様性を尊重する理由を理解する ・・・・・・・・・・・・・・・15

2 すべての学生を支援する指針を理解する ・・・・・・・・・・・・16
1. 少数派の学生がもつ不安を理解する ・・・・・・・・・・・・・・16
2. 個人の学生として尊重する ・・・・・・・・・・・・・・・・・・16
3. 自分自身がもつ偏見に敏感になる ・・・・・・・・・・・・・・・17
4. 学習に要する時間に配慮する ・・・・・・・・・・・・・・・・・18
5. 適切な教材を選択する ・・・・・・・・・・・・・・・・・・・・19
6. 学生に多様性を尊重させる ・・・・・・・・・・・・・・・・・・20

3 さまざまな学生の学習を支援する ・・・・・・・・・・・・・・・20
1. 成人学生の学習を支援する ・・・・・・・・・・・・・・・・・・20
2. 男性学生の学習を支援する ・・・・・・・・・・・・・・・・・・23
3. 障害のある学生の学習を支援する ・・・・・・・・・・・・・・・25

3章 授業の型を理解する — 27

1 1回の授業を組み立てる ・・・・・・・・・・・・・・・・・・・・27
1. 授業を3つのパートで構成する ・・・・・・・・・・・・・・・・27
2. 各パートの役割を理解する ・・・・・・・・・・・・・・・・・・27

2 導入で学習の準備を整える ・・・・・・・・・・・・・・・・・・28
1. 快適な学習環境をつくる ・・・・・・・・・・・・・・・・・・・28
2. 学生の準備状況を把握する ・・・・・・・・・・・・・・・・・・28
3. 学生の興味や関心を喚起する ・・・・・・・・・・・・・・・・・29
4. 学習目標と意義を伝える ・・・・・・・・・・・・・・・・・・・30
5. 授業の全体構成を提示する ・・・・・・・・・・・・・・・・・・31

3 展開で学習内容を深める ・・・・・・・・・・・・・・・・・・・31
1. 学習内容を精選する ・・・・・・・・・・・・・・・・・・・・・31
2. 順序よく学習内容を並べる ・・・・・・・・・・・・・・・・・・32
3. 説明を工夫する ・・・・・・・・・・・・・・・・・・・・・・・33

- **4** さまざまな学習活動を組み込む······33
- **5** 学生の理解度を確認する······34

4 まとめで学習を評価する······35
- **1** 学習内容を要約する······35
- **2** 学習成果の振り返りを促す······35
- **3** 学習の手引きを与える······36

第2部 授業の基本的な技法 ······39

4章 わかりやすく説明する ······40

1 説明は工夫次第······40
- **1** 説明の工夫は重要である······40
- **2** 授業における説明は難しい······40

2 学生の理解を促す構成にする······41
- **1** 学生に伝わるように構造化する······41
- **2** 代表的な構成の型を理解する······42

3 学生の理解を促すように説明する······45
- **1** 学生の関心を高める······45
- **2** 説明の構成を伝える······45
- **3** 繰り返し説明する······46
- **4** 比喩や置き換えを活用する······46
- **5** 学生の知識や経験に関連づける······47
- **6** 教員自身の具体的な経験を話す······47

4 話し方の技能を高める······48
- **1** 声の出し方を工夫する······48
- **2** 話す速度に気をつける······48
- **3** 適切に間をとる······49
- **4** アイコンタクトを使う······50
- **5** ボディランゲージを活用する······50

5章 発問を取り入れる —— 52

1 問いがもつ力を活用する ……52
- 1 問いには力がある……52
- 2 発問と呼ばれる技法……52
- 3 説明・発問・指示の割合を考える……53
- 4 看護教育において発問は重要……54

2 発問の機能を理解する ……55
- 1 学習意欲を喚起する……55
- 2 思考を焦点化する……55
- 3 思考を拡張する……56
- 4 思考をゆさぶる……56
- 5 学習の状況を把握する……57

3 発問を効果的に活用する ……58
- 1 多様な種類の発問を準備する……58
- 2 発問を明確に与える……59
- 3 考えるための時間を与える……59
- 4 適切な指示を与える……60

4 枠組みに沿って発問する ……61
- 1 発問で問題解決につなげる……61
- 2 発問で体験を学習につなげる……61
- 3 発問で目標を行動につなげる……62

6章 スライドを活用する —— 64

1 スライドの特徴を理解する ……64
- 1 スライドの強みを知る……64
- 2 スライドを活用する際の課題を理解する……65
- 3 授業は研究発表とは異なる……65
- 4 マルチメディア教材の原理を理解する……66

2 スライド作成の基本を身につける ……67
- 1 学習目標に沿って全体の構成を考える……67
- 2 提示する情報を厳選する……67

3 視覚的に理解できるようにする・・・・・・・・・・・・・・・・・・・・・・・・・・・67
　3 わかりやすいスライドを作成する・・・・・・・・・・・・・・・・・・・・・・・・・・68
　　　1 みやすいフォントを選択する・・・・・・・・・・・・・・・・・・・・・・・・・・・68
　　　2 フォントのサイズと行間に注意する・・・・・・・・・・・・・・・・・・・・68
　　　3 適切な配色を選択する・・・・・・・・・・・・・・・・・・・・・・・・・・・・・・・・・69
　　　4 無意味な視覚情報は学習を妨げる・・・・・・・・・・・・・・・・・・・・・・・69
　　　5 レイアウトを工夫する・・・・・・・・・・・・・・・・・・・・・・・・・・・・・・・・・70
　4 スライドを活用した授業の工夫・・・・・・・・・・・・・・・・・・・・・・・・・・・72
　　　1 学生の参加を促す・・・・・・・・・・・・・・・・・・・・・・・・・・・・・・・・・・・・・72
　　　2 ショートカットキーを活用する・・・・・・・・・・・・・・・・・・・・・・・・・72
　　　3 配付資料を工夫する・・・・・・・・・・・・・・・・・・・・・・・・・・・・・・・・・・・73

7章 板書で学習を促す ― 75

　1 現代の板書の意義を理解する・・・・・・・・・・・・・・・・・・・・・・・・・・・・・75
　　　1 板書を工夫しよう・・・・・・・・・・・・・・・・・・・・・・・・・・・・・・・・・・・・・75
　　　2 板書の強みを知る・・・・・・・・・・・・・・・・・・・・・・・・・・・・・・・・・・・・・75
　　　3 スライドと併用する・・・・・・・・・・・・・・・・・・・・・・・・・・・・・・・・・・・76
　2 板書の基本を理解する・・・・・・・・・・・・・・・・・・・・・・・・・・・・・・・・・・・76
　　　1 板書に計画性をもつ・・・・・・・・・・・・・・・・・・・・・・・・・・・・・・・・・・・76
　　　2 板書の配置を工夫する・・・・・・・・・・・・・・・・・・・・・・・・・・・・・・・・・77
　　　3 文字の大きさと色に配慮する・・・・・・・・・・・・・・・・・・・・・・・・・・・78
　　　4 ノートをとる学生を意識する・・・・・・・・・・・・・・・・・・・・・・・・・・・78
　　　5 自分の板書を振り返る・・・・・・・・・・・・・・・・・・・・・・・・・・・・・・・・・79
　3 板書で学生の学習を促す・・・・・・・・・・・・・・・・・・・・・・・・・・・・・・・・・80
　　　1 学生の理解を補完する・・・・・・・・・・・・・・・・・・・・・・・・・・・・・・・・・80
　　　2 学生の思考を整理する・・・・・・・・・・・・・・・・・・・・・・・・・・・・・・・・・80
　　　3 内容を整理して図示する・・・・・・・・・・・・・・・・・・・・・・・・・・・・・・・80
　4 学生と板書をつくる・・・・・・・・・・・・・・・・・・・・・・・・・・・・・・・・・・・・・82
　　　1 学生の意見を板書する・・・・・・・・・・・・・・・・・・・・・・・・・・・・・・・・・82
　　　2 学生が板書をする・・・・・・・・・・・・・・・・・・・・・・・・・・・・・・・・・・・・・83

8章 さまざまな教材を活用する ── 86

1 適切な教材を選択する ……………………………… 86
1. 授業に活用できる教材は多い ……………………… 86
2. 3つの観点から教材を選択する …………………… 86
3. 著作権に配慮する ……………………………………… 87

2 教科書を活用する ……………………………………… 88
1. 教科書の特徴を理解する …………………………… 88
2. 教科書の活用方法を定める ………………………… 89
3. 主教材として活用する ……………………………… 89
4. 補助教材として活用する …………………………… 90

3 配付資料で学習を促す ……………………………… 90
1. 不足する情報を配付資料で補う …………………… 90
2. わかりやすい配付資料をつくる …………………… 91
3. ワークシートで学習を促進する …………………… 92
4. 配付方法を工夫する ………………………………… 92

4 リアリティのある教材を活用する ………………… 93
1. 実物や模型を活用する ……………………………… 93
2. 映像教材を活用する ………………………………… 94
3. 臨床での事例を活用する …………………………… 96
4. 学生の成果物を活用する …………………………… 96

9章 フィードバックを与える ── 99

1 優れたフィードバックの効果を理解する ………… 99
1. フィードバックは学習を促す ……………………… 99
2. フィードバックの効果を理解する ………………… 99

2 フィードバックの方法を理解する ………………… 100
1. フィードバックの主体を決める …………………… 100
2. フィードバックの対象を決める …………………… 101
3. フィードバックのタイミングを決める …………… 101
4. フィードバックの形態を決める …………………… 103
5. 代表的なフィードバックの方法を理解する ……… 104

3 フィードバックの内容を理解する················107
  1 フィードバックの基準を理解する················107
  2 フィードバックの段階を理解する················108
  3 学習目標の達成以外にもフィードバックを与える········108
4 フィードバックを学習につなげる················110
  1 学習目標を共有する························110
  2 学生が理解できる情報にする··················111
  3 学生の学習意欲に配慮する····················112
  4 対話的なフィードバックを行う················112

第3部 さまざまな場面での授業の工夫 ——— 115

10章 初回と最終回の授業をつくる ——— 116

1 授業全体の構成を理解する····················116
  1 授業全体を3つのパートで構成する··············116
  2 初回と最終回の授業は特別である················117
2 初回の授業で期待を高める····················117
  1 自己紹介で熱意を伝える······················117
  2 学生が理解できる言葉で学習目標を示す··········119
  3 学習内容と学習方法を明示する················120
  4 成績評価の方法を伝える······················120
3 初回の授業を工夫する························121
  1 学生の基礎知識を確認する····················121
  2 学生の汎用的能力を把握する··················121
  3 学生の好奇心を喚起する······················122
  4 学習する雰囲気をつくる······················124
4 最終回の授業を工夫する······················124
  1 振り返りを通して指針を立てさせる··············124
  2 学習内容につながりをもたせる················125
  3 教員自身が振り返る··························126
  4 試験に向けた準備をする······················126
  5 授業に対するコメントを求める················127

11章 授業時間外の学習を促す ― 128

1 授業時間外の学習の重要性を伝える……128
1. 学習習慣を身につけさせる……128
2. 単位制度の前提を理解する……128
3. 成績不振は学習時間不足が原因？……129
4. 学生に繰り返し伝える……130

2 授業時間外の課題を作成する……130
1. 授業のなかの位置づけを明確にする……130
2. 課題の内容を明確にする……131
3. 達成可能な量と難易度にする……132
4. さまざまな課題を与える……133

3 課題に取り組ませる工夫……136
1. 課題への取り組みを可視化する……136
2. グループへの責任感を高める……137
3. 授業で課題の成果を活用する……138
4. 適切なフィードバックを与える……138

4 授業時間外の学習を支援する……139
1. 教員に相談できる機会を与える……139
2. オフィスアワーの利用を奨励する……139
3. 学習を支援する施設を紹介する……140

12章 教室をマネジメントする ― 141

1 教室マネジメントで学習を促す……141
1. 2つのアプローチを理解する……141
2. 組織の方針を理解する……142

2 快適な学習環境をつくる……142
1. 学生との信頼関係を築く……142
2. ルールを明確に定める……142
3. 望ましい行動を伝える……144
4. 知的に誠実な姿勢を教える……146
5. 自らが模範を示す……146

3 問題が起きた後に対応する · 147
　　1 問題行動を放置しない · 147
　　2 さりげなく注意する · 147
　　3 問題行動を制止する · 148
　　4 個別に対応する · 149
　　5 授業方法を見直す機会とする · 149

付録　授業に役立つ資料 ——————————— 151

　1 講義の学習指導案の例 · 151
　2 演習の学習指導案の例 · 154
　3 ミニッツペーパーの例 · 156
　4 大福帳の例 · 157
　5 授業シートの例 · 158
　6 用語集 · 159

文献 · 170
執筆者プロフィール · 177
索引 · 181

第1部

授業方法の意義と指針

1章 授業方法で学生の学習を促す

1　授業方法は重要だ

1 高級な食材でも残念な料理になる

　お祝いの品として，最高品質の松阪牛をプレゼントされた場面を想像してください。あなたは，どんなおいしい食事ができるのだろうとワクワクして調理をしました。しかし，料理経験の少なさからか，調味料の配分と火加減に失敗してしまい，残念ながらおいしく食べることはできませんでした。

　あたりまえのことですが，食材がどんなに優れていても，それだけではおいしい料理にはなりません。おいしい料理にするためには，調理方法の腕が必要です。つまり，食材という素材と調理の方法が揃ってはじめて，おいしい料理ができあがるのです。

2 授業方法は軽視されがち

　料理の話を授業に当てはめてみましょう。授業も，素材と方法に分けて考えることができます。教える内容がどんなに優れていても，必ずしも優れた授業になるわけではありません。優れた授業は，授業内容と授業方法が揃ってできあがるのです。

　料理の場合，素材だけでなく方法についても大事だということが多くの人に共有されています。しかし，授業の場合，授業方法を軽視してしまう傾向があります。確かに，何を教えるのかという授業内容の検討は

重要ですが，同時にどのように教えるのかという授業方法も考慮に入れなければ優れた授業にはならないのです。

　どのような内容を教えたらよいのだろうかということだけでなく，どのようにしたら効果的に学ばせることができるのだろうかということも教員は考える必要があるのです。

3 看護を教えるための知識を身につける

　授業を担当する教員には，教える内容に関する知識と教えるための知識の両方が必要です。教育学では，教える内容に関する知識は Content Knowledge (CK)，教えるための知識は Pedagogical Knowledge (PK) と呼ばれます (Shulman 1987)。

　教える内容に関する知識 (CK) と教えるための知識 (PK) には重なり合う部分があります**(図 1-1)**。それは，教える内容に関する知識と教えるための知識を切り離すことができないからです。この重なり合う知識は，Pedagogical Content Knowledge (PCK) と呼ばれ，教員が授業をするうえで特に重要な知識であると考えられています。

　看護教員にあてはめれば，看護という専門分野に関する知識 (CK)，

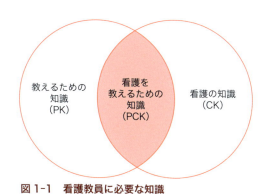

図 1-1　看護教員に必要な知識
Shulman (1987) より筆者作成

教えるための知識（PK），さらにその2つの知識を統合した看護を教えるための知識（PCK）を身につけることが重要なのです。

　教員が学生に問いかける**発問**♪を例に考えてみましょう。授業中に発問するためには，発問の種類や技法などの教えるための知識（PK）が必要です。また，適切な発問を準備するには，担当授業の内容に関する知識（CK）を踏まえて，どのような問いが学生の思考を刺激するかを考える必要があります。このように授業のなかで試行錯誤することで，教員は看護を教えるための知識（PCK）を獲得していくのです。

4 教員の裁量が大きい

　授業内容に関しては**カリキュラム**♪で大枠が定められていますが，授業方法は教員に大きく委ねられているものです。たとえば，同じ内容を身につけさせたい場合でも，教員が丁寧に説明するという方法もあれば，学生に**教科書**♪を読ませてわからない箇所を質問させるという方法もあります。同様に，授業時間のなかで練習問題を学生に解かせる方法もあれば，宿題として授業時間外に練習問題を解かせるという方法もあります。

　教員の裁量が大きいということは，授業における教員の醍醐味の1つになるでしょう。新任教員にとってはその裁量の大きさがかえって迷いをうむ場合もあるかもしれませんが，対象の学生を観察して自分の考えに基づいて授業方法を選択できるということは教員にとってのやりがいにもつながるといえるでしょう。

2 さまざまな授業方法を理解する

1 適切な授業方法を活用する

　授業方法は，大きく**講義法**♪と**アクティブラーニング**♪の2つに分け

られます。講義法のなかには，口頭で説明する，問いかける，スライドを活用する，板書する，教材を活用するなどの方法が含まれます。また，アクティブラーニングのなかには，ディスカッションさせる，書かせる，相互に学ばせる，体験させるなどの方法が含まれます。さらに，学生にディスカッションさせるといっても，**シンク・ペア・シェア**，**バズ学習**，**ディベート**といったさまざまな技法があります。

　教員には，それらのさまざまな授業方法から適切なものを選択して活用することが求められます。授業方法は，授業の学習目標を達成するための手段です。学生が学習目標を達成できないのであれば，教員の授業方法に改善すべき点があるのかもしれません。授業方法が学習目標の達成の手段として効果的に機能しているかどうかを常に確認しましょう。

　また，授業方法は学生を主体的な学習者にするための手段にもなります。学生は学校を卒業したらそれ以上学習しなくてもよくなるわけではありません。卒業後も学習を継続し，看護師としての能力開発を自ら進めていかなければなりません。その際に大切になってくるのが主体的に学ぶ姿勢です。学生時代の授業を通して，学生は生涯にわたって主体的に学び続ける姿勢を身につけていくのです。この観点からも授業方法は検討すべきものです。

2 講義法の特徴を理解する

　教員が口頭で知識を伝達する授業方法は，講義法と呼ばれます。講義法は，現在の学校教育において最もよく利用されており，学生にとってはなじみのある授業方法です。多くの教室は講義法を前提に設計されています。教員に向かって並べられた机，受講生の全員がみることのできる黒板などは，講義法を前提とした環境といえます。

　講義と講義法は同じではありません。講義は法令上定められた授業形態の1つであり，演習や実習などと対比されます。一方，講義法は，説明によって学習者に知識を伝達する授業方法です。講義という授業形態

による授業であっても，講義法のみを使用する必要はなく，複数の授業方法を組み合わせて進められることが一般的です。また，現在では，スライド，写真，動画などをスクリーンに投影することもできます。教員の工夫次第で看護の知識を魅力的かつ，わかりやすく説明することができるのです。

　講義法は汎用性の高い授業方法です。少人数の授業でも多人数の授業でも活用できます。演習や実習の授業においても教員が説明する場面はあるため，講義法はすべての授業形態において活用されているといえます。

3 アクティブラーニングの特徴を理解する

　近年，アクティブラーニングが注目されるようになっています。政府の政策文書のなかでは，アクティブラーニングは次のように定義されています(中央教育審議会 2012)。

> 教員による一方向的な講義形式の教育とは異なり，学修者の能動的な学修への参加を取り入れた教授・学習法の総称。学修者が能動的に学修することによって，認知的，倫理的，社会的能力，教養，知識，経験を含めた汎用的能力の育成を図る。発見学習，問題解決学習，体験学習，調査学習等が含まれるが，教室内でのグループ・ディスカッション，ディベート，グループ・ワーク等も有効なアクティブ・ラーニングの方法である。

　「教員による一方向的な講義形式の教育とは異なり」という言葉にあるように，アクティブラーニングは講義法と対照的な方法として位置づけられています。また，ラーニングという言葉が使われているにもかかわらず，「教授・学習法」と，「教授」という言葉が含まれています。アクティブラーニングは学生の学習方法でもあり，同時に教員の授業方法で

もあるのです。

　看護教育においては，以前からアクティブラーニングが授業に組み込まれています。カンファレンス形式のディスカッション，看護事例を活用した問題解決学習などは，前述の定義に照らし合わせるとアクティブラーニングそのものです。

　したがって，看護教育においてはアクティブラーニングをどのように授業に組み込むのかではなく，すでに実践しているアクティブラーニングの原理や効果を理解し，どのように改善できるのかといった観点で，アクティブラーニングをとらえていくことが大事といえるでしょう。

4 体験学習の特徴を理解する

　演習や実習などにおける**体験学習**はアクティブラーニングの1つとして位置づけられます。患者役や看護師役といった役割を学生に与える**ロールプレイ**では，学生は患者の心理をより理解できるようになります。シミュレーターを活用して，技能を習得したり高めたりする場合もあるでしょう。

　看護教育における体験学習の特徴は，机上で学んだことを実際に体験することによって，より現実的なものとして深く学習できることです。臨地実習では，実際に臨床現場で働く看護師の姿を目にすることで，看護師の役割や活動を理解し，将来自分がどのように働くのかという現実的で具体的なイメージをつかむことが可能となります。また，学生が憧れる**ロールモデル**となる看護師をみつけることができるかもしれません。あるいは，実習で同じ病棟に配置された学生との関係から，相互に学ぶこともあるでしょう。このように体験学習では，知識，技能，態度のすべての面において，教員が想定する以上に広く深い学習が期待できます。

　では，体験学習において，教員にはどのような役割が期待されているのでしょうか。学生に体験させれば何もしなくてもよいというわけでは

ありません。教員は体験という活動自体が目的にならないようにしなければなりません。授業の1つとして位置づいている以上，学習目標は存在しますし，その学習目標に沿って成績を評価する必要があります。教員は学習目標を念頭におき，学生の体験が学習に変わるようさまざまな支援を行う必要があります。

3 授業方法の罠に陥らない

1 教員自身が気づきにくい失敗がある

　優れた授業は簡単にはつくれません。1回の授業をどのように構成すればよいのか，どのように説明したら学生が興味をもつのか，どのような発問をすれば学生は深く考えるのか，どのような教材を活用すれば学生の学習を促すことができるのかなど，授業を進めるうえで考えるべきことは数多くあります。

　教員は日々の授業を実践しながら，授業方法について試行錯誤しつつ学んでいます。学生が学習目標を達成できなければ，それは授業方法の失敗の可能性もあり授業方法を見直すことを考えるでしょう。つまり，授業方法の失敗に気づいたときとは，それを踏まえて授業改善につなげていくチャンスでもあるのです。

　一方で，授業方法の失敗のなかには教員にわかりにくいものがあり，そのような場合は改善につなげていくことが難しくなります。ここでは，教育学において**双子の過ち**と呼ばれる教員にわかりにくい授業方法の失敗を紹介します（ウィギンズ，マクタイ 2012）。

2 網羅したいという思いが逆効果

　教員にわかりにくい授業方法の失敗の1つは，網羅に焦点をあわせた指導です。看護に必要な専門知識をすべて教えたいという教員の思い

が，詰め込み型の授業をつくり，結果的に学生は十分に知識を身につけることができなくなる場合があります。

　このような場合，学生は試験に向けて短期的に記憶することばかりに集中するため，試験結果では知識が定着したかのようにみえます。しかし，試験が終わるとすっかり忘れてしまい，結局のところ身につけてほしい知識が身につかないという事態を招きます。残念ながら教員はこの失敗に気づきにくいのです。

　看護教育では，看護師国家試験に向けて多くの知識を学生に身につけさせる学習が求められます。しかし，知識を身につけると一口にいっても，ただ知識を記憶すればよいのか，それとも深く理解し実際に活用できるようになる必要があるのか，さまざまです。深い理解や活用までを学習目標とする場合は，一方的な説明による授業方法では適切とはいえません。

　また，授業のなかで知識の記憶が重要であっても，教室で教員が一方的に説明することが最も効果的かどうかを確認しましょう。もしかしたら，授業時間外に教科書を読ませて要約などをさせたほうが効果的である可能性もあります。現在では，教科書以外にも参考書，ウェブサイト，映像などの教材を，学生自ら取捨選択することが可能です。教員の知識提供という役割は以前よりも小さくなっているということを踏まえて，授業方法を検討する必要があるでしょう。

3 活動自体が目的になってしまう

　教員が気づきにくいもう1つの授業方法の失敗は，活動に焦点をあわせた指導です。学生による議論や発表などのさまざまな活動を教員が重要だと考えて授業をしても，学生はそれらの活動を通していったい何を学んでいるのかわからなくなってしまう場合があります。学生が活発に活動していると満足度も高いため，教員は失敗と気づきにくいのです。

　このように学生の活動が組み込まれた授業においても，学習は表面的

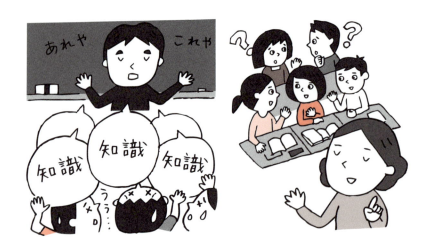

になりえます。学生の活動という手段が目的化され，体系的な理論や枠組みなどが軽視されると，学習が断片的になったり，知識の積み重ねが不十分になったりします。

近年では，アクティブラーニングが政策において推進され，講義の形態の授業であっても議論やグループワークなどの学習活動を取り入れることがこれまで以上に増えてきています。しかし単に学生の活動を授業に取り入れるだけでは，望ましい学習を促すことができません。学生にとって意味のある学習につながるように設計したうえで，さまざまな学習活動を取り入れる必要があるのです。

4 授業方法の技能を高める

1 授業方法には型がある

授業方法の技能を高めるためには，授業方法の基本の型を理解することが大切です。たとえば，1回の授業をどのように展開するのかを考える際，**導入・展開・まとめ**の3つの部分に分けて構成するという基本

があります。導入とまとめが必要な理由は，学習が急に開始されたり突然終了されたりすると，学生は効果的に学べないからです。導入の部分では，学習目標を伝えたり，興味や関心を喚起したりすることで，学生が授業に臨むための準備を整えることができます。まとめの部分では，学習内容を要約したり，学習成果の振り返りを促したりすることで，学習を定着させることができます。

　また，授業のなかでの教員の行為は，説明，発問，指示の3つに分けることができます。教員の説明は知識の提供において重要な役割を担います。発問は学生に問うことで，学生の思考を刺激することができます。さらに，指示は書かせたり議論させたりするように指図することで，学生の学習を深めていきます。この3つの行為を組み合わせることで，学生の学習を深めていくことができます。

　このような授業方法の基本の型を理解することで，授業を改善する手がかりをみつけることができるでしょう。茶道，武道，芸術などにおいても，技能を身につけるためには初期の学習段階では基本を重視することが重要です。日本では，古来より個人が獲得する技能の段階を，基本を守る段階の「守」から始まり，基本を破る段階の「破」，型を離れていく段階の「離」を意味する，**守破離**という言葉で表現することがあります。現代でもスポーツや仕事，専門職の技能においてもこの段階があてはめられています。この守破離を経て，人は個性豊かな技能を身につけていくのです。

2 授業の実践を通して身につける

　授業方法は書籍だけから学ぶものではありません。看護師が看護実践や患者から多くを学ぶように，教員も授業実践や学生から多くを学びます。複雑な文脈のなかで学習し熟達していくという特徴から，教員は看護師と同様に**省察的実践家**と位置づけられています（ショーン 2001）。

　省察的実践家という概念は，これまでの専門職像とは異なる考え方で

す。従来，専門職は各専門分野の体系化された知識や技術を学び，それを現場で活用していくことで熟達していくと考えられていました。しかし，省察的実践家は，体系化した知識を実践に活用するだけでは十分ではなく，実践の振り返りを通して熟達していくと考えられています。

　自分の授業という実践を振り返ることで，授業の改善の手がかりをみつけることができます。教員の場合は，それは難しいことではありません。自分の授業方法が適切だったかどうかは，学生の表情，発言，ノートなどからでもある程度は読み取ることができます。小テストやアンケートなども多くの手がかりを与えてくれるでしょう。必要であれば，授業風景を動画撮影することもできます。授業を通して教員は「どうしたら学生の学習の質が向上するのか」という問いの研究をしていると考えてもよいでしょう。そして，その結果を次の授業に活かしていくことが大切なのです。この活動を一定の手順で進めるものが**授業研究**♪といえます。

❸ 自分の教育観にあわせていく

　看護についての考え方として看護観という言葉がありますが，教育においても教育観という言葉があります。学習者としての経験を含めれば，誰しも長い期間の教育の経験があります。その長い経験を通して，教育についての持論や経験則を積み上げたものが教育観です。たとえば，グループ活動はほかのメンバーへの責任もあり学習が促されたという経験や，一夜漬けで暗記をしてもテストが終わったらその大部分を忘れてしまったという経験があるでしょう。そのような成功体験や失敗体験を通して自分の教育観は洗練されていくのです。

　授業方法は自分の教育観を反映しやすいという特徴があります。自分がこうあるべきだと考える教育観を授業方法に反映できているかどうかを常に確認しましょう。さまざまな授業方法がありますが，自分の教育観にあったものを選択し洗練させていくことが重要なのです。

コラム　ティップス先生からの7つの提案

　授業方法の指針として，2005年に筆者が当時の同僚教員とともに作成した冊子を紹介します。それは，『ティップス先生からの7つの提案』という名称で，優れた授業の原理を7つにまとめたものです (名古屋大学高等教育研究センター 2005，中井 2007)。これは当時アメリカで普及していた授業改善の冊子を参考にして，日本の大学の文脈に役立つように作成したものです。ウェブサイト上 (http://www.cshe.nagoya-u.ac.jp/seven/) でも内容は現在も公開されています。7つの指針は下記の通りです。

①学生と接する機会を増やす
②学生間で協力して学習させる
③学生を主体的に学習させる
④学習の進み具合を振り返らせる
⑤学習に要する時間を大切にする
⑥学生に高い期待を寄せる
⑦学生の多様性を尊重する

　それぞれの指針の内容は当たり前のことだと思うかもしれません。しかし，教員が忙しいなかでどのようにしたらその当たり前のことを実践できるのかが重要だといえるでしょう。この冊子は，個々の指針の具体的な方法をまとめた点が特徴の1つといえます。たとえば，「学生と接する機会を増やす」であれば，「クラスの学生に出会ったら声をかける」「授業終了後しばらく教室に残り，学生の質問に答える」などの教員が行っている具体的な方法がまとめられています。

　筆者は看護学校で教育学の授業を担当しています。看護師国家試験に直接関係ない授業だからこそ，当時30代だった自分が作成したこの当たり前の指針を参考に，学生の学習意欲を高めて授業に巻き込んでいくことが必要だと実感しています。

(中井俊樹)

2章
すべての学生の学習を支援する

1 多様な学生の学習を尊重する

1 多様な学生が存在している

　「最近の学生は」「最近の若い人は」という言葉で看護学生をひとくくりにしてしまうことはありませんか。よく意識して学生をみてみましょう。性別，年齢，出身，経済状況，入学前の経験，未婚・既婚，子どもの有無など，多様な学生がいることに気づくはずです。

　学生の多様性は，外見からわかりやすいものと思われがちですが，見た目が女性もしくは男性であっても心の性は別ということもあるため，外見だけで断定しないほうがよいでしょう。

　多様な学生が集まれば，配慮に欠けた発言や態度などを契機に集団間の対立を生み出してしまうかもしれません。また，教育機関の制度や慣習は，多数派の集団の特徴を前提につくられています。そのため少数派の学生はさまざまな不利益を被っている場合もあります。したがって，教員にはすべての学生が安心して学習できるように行動することが求められます。

2 2つの多様性を理解する

　多様な学生という言葉には，2種類の意味での多様性が含まれています。1つは，学生の属性や経験などの多様性です。学生の性別，国籍，年齢，社会経験といった特性です。この文脈で「学生が多様化している」

と使われれば，男性学生や社会経験のある学生などが増えたことを意味しています。

　もう1つは，学生の学習に関する多様性です。学生の学習意欲，学習習慣，学力といった学習にかかわる特性です。**高等教育**への進学率が向上するとともに，これまでは進学しなかった層の学生が高等教育に進学するようになりました。この文脈で「学生が多様化している」と使われれば，学習意欲や学力に幅が出てきたことを意味します。

3 多様性を尊重する理由を理解する

　教育機関において，個人の属性，障害の有無，経済的理由によって教育の機会に差が生じることは許されません。これは，**教育の機会均等**と呼ばれるもので，日本の教育についての原則を定めた**教育基本法**において下記のように記されています。

> 第四条　すべて国民は，ひとしく，その能力に応じた教育を受ける機会を与えられなければならず，人種，信条，性別，社会的身分，経済的地位又は門地によって，教育上差別されない。
> 2　国及び地方公共団体は，障害のある者が，その障害の状態に応じ，十分な教育を受けられるよう，教育上必要な支援を講じなければならない。
> 3　国及び地方公共団体は，能力があるにもかかわらず，経済的理由によって修学が困難な者に対して，奨学の措置を講じなければならない。

　教育機関は多様な学生を受け入れることによって活力を生み出しています。看護分野では多様な患者とその家族を理解する必要があるため，多様な背景をもつ学生が増えることは教育上望ましいことといえます。たとえば，介護経験のある学生であれば，介護をする家族の心情を自分

の言葉で述べることができるでしょう。また，幼い子どものいる学生なら，幼い患者にわかりやすく伝える方法を説明できるでしょう。このように多様な学生がいることは，教室全体の学びをより豊かにしてくれます。

2 すべての学生を支援する指針を理解する

1 少数派の学生がもつ不安を理解する

　教員は，学生とのかかわりのなかで，どのような点に注意すればよいのでしょうか。まずは，成人学生や男性学生などの少数派の学生がもつ不安を理解することからはじめましょう。

　少数派の学生が抱える悩みを簡単に表現するならば，「私はここにいてよいのだろうか」という不安です。「自分はほかの学生のように早く覚えられないが，ここでやっていけるのだろうか」「周りは女性ばかりだけれど，男性である自分は教室で受け入れられるのだろうか」などの不安を少数派の学生がもつのは自然なことです。

　問題は，そのような不安が学習を阻害することです。こうした学生の不安を取り除き，それぞれに安心感をもたせることが大切です。

2 個人の学生として尊重する

　少数派の学生と接する場合には，1人ひとりが大切な存在であるということを第一に考えるべきです。ある少数派の集団の一員であることは二次的なことであると考えましょう。同じ性別の学生，近い年齢の学生，同じような経験をもつ学生は共通する特徴をもっていますが，その集団に属する学生の個人差はそれ以上に大きいものです。

　少数派の学生を戸惑わせるのは，周囲の学生による**ステレオタイプ**でしょう。特定の集団を見下すようなステレオタイプは論外です。同様

に，肯定的なステレオタイプもよくありません。たとえば，「男性だからパソコンの操作は得意だろう」「年長者だからリーダーの役割が適しているだろう」といったものです。それらの肯定的なステレオタイプは，自分らしくない行動を一方的に期待されるため，当人には負担が大きくストレスになることがあります。

　少数派の学生に意見を求める際には注意が必要です。多様な意見をクラス全体で共有したい場合，「男性としてこの問題をどう考えますか」「社会経験のあるあなたはどう考えますか」という聞き方は適切とはいえません。なぜなら，特定の集団の代表者として，その学生に意見を求めることになるからです。

　少数派の学生が，自分の属する集団全体の代表として話すように求められるのはつらいものです。なぜなら，どの集団のなかにも存在する意見の違いを無視することになり，さらに自分の意見がその集団の代表でなければならないという圧力を与えられるからです。たとえば，日本人が1人しかいない場で，「日本人として原子力発電のあり方についてどのように考えていますか」と問われたら，多くの人は困るのではないでしょうか。

　では，どのように少数派の学生に意見を求めたらよいのでしょうか。それは難しいことではありません。「○○さん，あなたはどう思いますか」と尋ねればよいのです。つまり，ある集団の代表としてではなく，個人としての見解を求めるのです。

3 自分自身がもつ偏見に敏感になる

　教員の言動は学生への影響力が大きいものです。すべての学生は自分が教員に受け入れられるかどうか，不安を抱いています。そのため，教員のちょっとした不適切な言動から，自分は受け入れられていないのではないかと不安を大きくさせてしまうことがあります。

　教員は自分自身がもつ偏見やステレオタイプに敏感にならなければな

りません。人が偏見をもつ理由の1つに無知があります。よく知らないにもかかわらず，勝手なイメージをもつことが偏見につながるのです。自分が属している集団以外にも別の集団が存在すること，またその集団の特徴についてよく理解することを常に心がけましょう。そうすれば，多様な学生を困った学生と考えることもありません。

どのような教員の言動が不適切になるのかについても敏感になる必要があります。たとえば，この看護技術なら誰でも1時間で身につけることができるという前提で授業を進めるのは適切ではありません。同様に，すべての学生の両親が健在であるという前提で話をするのも適切であるとはいえません。このように，特定の学生が排除された，差別されたと感じるような言動は避けるべきです。

4 学習に要する時間に配慮する

授業を進める際，あの学生は能力が高い，あの学生は能力が低いと評価してしまうことはありませんか。学生を能力の差で分けることは，生産的ではありません。学習成果の差には別の見方があります。学習に必要な時間を費やした学習者と必要な時間を費やしていない学習者とみるのです。学習者が必要な時間を費やしたかどうかという観点からとらえたモデルとして，**キャロルの時間モデル**♪があり，下記の式で表されます (Carroll 1963)。

$$学習到達度 = \frac{学習に費やされた時間}{学習に必要な時間}$$

学習に必要な時間は人によって異なります。短い学習時間ですむ学生もいれば，長い学習時間が必要な学生もいます。また，同じ学生でも知識を覚えるのは遅くても，技術を覚えるのは早いといったように，学習内容によって必要な時間は異なります。

教員は，小テストなどを通して，学習が困難になりそうな学生を早期に特定する必要があります。そして，そのような学生の学習に対してどのような支援ができるのかを検討しましょう。補助的な教材を与えたり，教員と相談する機会を設けたりして，授業時間外の学習を促しましょう。

　学習に時間を要する学生に対しては，教員のコミュニケーションの方法に工夫が必要です。学生に「もっと勉強しなさい」とだけ伝えても，学生は何をしたらよいかわからない場合があります。具体的な学習方法も伝えましょう。また，教室内で公然と名指しするなど，その学生が恥ずかしい思いをするような方法は適切ではありません。授業の前後に個別にコメントを伝えたり，小テストの返却の際にメッセージを書き添えたりするなどの配慮が必要です。

5 適切な教材を選択する

　一昔前の日本の学校の英語の**教科書**には，多くの白人のアメリカ人が登場していました。このような教科書で学ぶと，「アメリカは白人中心の国」というイメージを無意識に抱いてしまう可能性があります。このような現象を，教育学では**隠れたカリキュラム**と呼んでいます。この隠れたカリキュラムがもたらす偏見が問題視されるようになり，現在の英語の教科書ではアジアやアフリカなど，多様な地域出身の英語話者が登場するようになっています。

　教材を使用する際には，多様性への配慮という観点からみて問題が生じていないかどうかを確認しなければなりません。たとえば，登場する新人看護師が若い女性のみの教材であれば，「新人看護師は若い女性である」というイメージを意図せず与えてしまいます。中立的でステレオタイプにとらわれていない教材があれば，そうした教材を選択したほうがよいでしょう。

　しかし，代替できる中立的な教材がみつからないこともあります。そ

のような場合には，教材を使用する前に学生に対して，教材の状況設定は不適切であることを伝えるようにしましょう。

◾️6 学生に多様性を尊重させる

多様性の尊重は，教員だけに求められることではありません。教員は，自らが手本になるとともに，学生にも多様性を尊重するように伝えていく必要があります。授業がはじまる際に，「この授業では，多様な受講生が学ぶことを尊重します。受講生の皆さんにも，自分と異なる考え方や経験を尊重し，共に学び合う雰囲気に貢献するような姿勢を求めます。このことは看護を実践するうえでも必要です。差別的な言動は受け入れられないことを理解しておいてください」と明確に伝えておきましょう。

そのように事前に伝えていたとしても，授業中に差別的な発言に気づくことがあるかもしれません。差別的な発言を聞いた場合には，たとえそれが場を和ませるような冗談であっても，教員は放置してはいけません。その発言がなぜ差別的であるかを説明したうえで，多様性を尊重することの重要性を伝えましょう。

3 さまざまな学生の学習を支援する

ここでは，多様な学生として，成人学生，男性学生，障害のある学生に対する指導の指針を紹介します。ただし，実際には個人差が大きいため，指針に沿って指導するだけでなく，1人ひとりの特徴を把握して適切に対応することが求められます。

◾️1 成人学生の学習を支援する

看護教育機関には，仕事，結婚，出産などの経験をもった成人学生が

増えています。成人学生は高校を卒業してすぐに進学する学生とは特徴が異なります。高校を卒業して進学する学生を**伝統的学生**，職業経験や社会経験をもった学生を成人学生と呼びます。

伝統的学生と成人学生はどこが違うのでしょうか。まず頭に入れておくべきことは，伝統的学生より成人学生のほうが，集団としてよりいっそう多様性に富んでいるということです。年齢も経験も，社会のなかでの立場もさまざまです。したがって，成人学生だからこのような特徴をもっているというようなステレオタイプをもつのでなく，目の前にいる学生1人ひとりの特徴を理解することが大切になります。

とはいえ，成人学生に共通した特徴があることもまた事実です。以下では，成人学生に共通する4つの特徴から，留意すべきことを示します。

(1) 高い学習意欲

「社会に役立つ仕事がしたい」「家族の入院を経験して自分も看護師になりたいと思った」「経済的に安定した生活をしたい」など，看護教育機関へ学びにくる成人学生の目的はさまざまです。個々の成人学生の目的は多様であっても，明確な目的をもって入学してくるという点は成人学生に共通しているといえます。少なくとも，伝統的学生に見受けられるような，「進路に迷ってとりあえず進学した」「周囲に勧められてこの道を選んだ」というような迷いや受け身な姿勢は成人学生にはあまりみられません。成人学生の教育では，このような高い学習意欲を持続させるためのかかわりが求められます。

(2) 社会経験

成人学生には経験があります。成人学生が社会で培ってきた経験は，自身の学習の資源となるだけでなく，ほかの学生や教員にとってもよい刺激となって教室全体の学習促進につながります。たとえば，患者の全体像を把握するためには，疾病という側面だけでなく，家族や社会のな

かでの患者の立場や役割といった側面にも目を向ける必要があります。伝統的学生には想像しにくい患者の実生活を，成人学生なら自己の経験を踏まえて理解できる可能性があります。

一方で，経験は自分なりのものの見方をつくるため，それが学習の妨げになる可能性もあります。学習を妨げる場合は，ものの見方を批判的に振り返る機会を与える必要もあるでしょう。

成人学生を特別扱いすることは避けるべきですが，クラス全体に自然な形で成人学生の経験を共有できるようなグループワークを取り入れてみるのもよいでしょう。

(3) 社会的責任

多くの成人学生は，学校の学習のみに集中できるわけではありません。家庭がある学生の場合，家事や育児に費やす時間が長くなります。親からの援助が得られなかったり，自分以外に養う家族をもっていたりと，経済的な問題から仕事やアルバイトなどを続けなければならない学生もいます。

そのような成人学生は，学業を続けることによってさまざまな負担を感じることもあります。家庭や社会での役割に支障が生じていないか，精神面に影響が出ていないか，教員が気を配ることも必要です。また，成人学生が授業外にどれだけの学習時間を現実的に確保できるのかについて把握し，学習に遅れが出ていないかどうかを確認しておきましょう。

(4) 年齢からくる身体的特徴

個人差はあるものの，一般的に人は年齢を重ねることによって身体機能が低下していきます。20代の学生と40代の学生では，明らかに身体能力の差があります。加齢に伴う症状や疾病に悩む学生もいます。視力低下，肩こり，関節痛などもあれば，高血圧，糖尿病，事故の後遺症などを抱える学生もいるでしょう。これらの症状は学生自らが訴えにくい

ものです。

　視力低下を感じさせるような学生がいる場合は、板書するときの文字の大きさや色、教室の部屋の明るさ、配付資料の文字の大きさなどが、学生にとって適切かどうかを確認しましょう。長時間の講義で椅子に座ったままでいることに苦痛を感じる学生もいます。逆に立ちっぱなしの演習では、体力の限界を感じる人もいるはずです。学生の状態をみながら、適度に休憩を入れることも必要です。

2 男性学生の学習を支援する

　看護学生の特徴として、男性の学生が少数派であることが挙げられます。教員にとっては「男子学生」という言葉がなじみ深いですが、男子と呼んでは失礼にあたるような30代、40代の学生も存在します。年齢を問わず看護に携わる男性が増えてきましたが、男性がまだまだ少数派であることには変わりありません。そのため男性学生は、女性学生が大半の看護学生のなかで注目を集めてしまいがちです。

　男性学生を悩ませることの1つは、男性としての役割への期待です。周囲から「男性だから」と特別な期待を寄せられることがあります。体力があるだろう、機器に強いだろう、リーダーに適しているだろうといった具合です。その期待に応えられない場合には、「男性のくせに」と思われてしまうかもしれません。男性学生は、集団のなかで期待される人物像がつくりあげられてしまう傾向があり、その期待に応えられないことによって周囲からの評価が下がるという問題が生じやすいのです。

　そのため、教員は、「男性だからしっかりしなさい」「男性の視点で意見をお願いします」といった発言を決してしないようにしましょう。また、男性学生に周囲が期待する人物像に振り回されることのないよう助言する必要もあるでしょう。

　教育の場面で差別があってはなりませんが、中学校や高校での体育の授業のように、男女を分けて指導するほうが適切と考えられる場合もあ

ります。特に，肌の露出があったり，身体的な接触があったりする看護技術の指導においては，男女に分けて指導することも，適切な配慮といえるでしょう。一方で，臨床に出てからは異性の患者も受け持つので，看護教育機関のなかで適度な距離感で異性と接する方法を学習させるべきだという考え方もあり，場面に応じて検討する必要があるといえます（齋藤 2017）。

また，母性看護学実習などにおいては，男性学生に看護されることを拒否する患者や妊産褥婦もいます。そのような場面に遭遇したときの対処方法なども男性学生には伝えておく必要があるでしょう。

男性学生の学習支援の1つとして，**ロールモデル**となる先輩の男性学生，男性看護師，男性看護教員を紹介するという方法があります。全国男性看護師会のような男性看護師や男性看護学生を支援する組織を紹介してもよいでしょう。男性ならではの悩みを共有できるような先輩との交流は，学習への阻害要因を減らし，学習を促進する可能性があります。

性の見方については，女性学生と男性学生という枠組みだけでは見落とされる性的マイノリティが存在することも教員は念頭におく必要があります。女性同性愛者（レズビアン，Lesbian），男性同性愛者（ゲイ，Gay），両性愛者（バイセクシュアル，Bisexual），性同一性障害を含む性別越境者（トランスジェンダー，Transgender）など，多様な性をもつ人々（LGBT）が存在し，またそのことを公表していない場合もあります。看護師はさまざまな人と接する職業であるため，多様な性のあり方を尊重する姿勢を教員自らが示す必要があります。

コラム　男性学生ばかりのグループの効果

筆者の担当する母性看護学概論のグループワークでは，さまざまな価値観や意見を理解してもらえるよう，多様な学生が混ざってグループになるようにしています。そのため，男性学生や成人学生が1つの

グループに集まらないような配置を心がけていました。

　ある日，クジ引きでグループの編成をしたら，偶然にも男性学生ばかり4名のグループができました。メンバーの変更を指示したところ，男性学生から「クジ引きの結果だからこのままやりたい」と意思表示がありました。「グループのなかで男性は自分1人になることが多く，自由に発言しにくいこともあるから」とのことでした。

　その学生の意見を尊重し，男性学生ばかりのグループでディスカッションを進めました。その結果，グループのなかに1人の男性学生を配置していたときよりも，女性の感覚と男性の感覚が顕著にあらわれ，学生たちには多くの気づきがありました。男性学生にとっては少数派で意見を出すよりも共感を得やすいため，自由で闊達なディスカッションができ，より深い考えが出せたのではないかと思いました。

　この経験は，グループのメンバーは多様なほうがよいという思い込みをもっていた筆者にとって衝撃的でした。よく考えてみると，これまでグループ内の多様性を大事にしていたことで，男性が常にグループで1人という一様な編成になっていたのです。男性だけで構成されたグループをつくることでグループの間に多様性が出ることに気づかされた貴重な経験でした。

(服部律子)

3 障害のある学生の学習を支援する

　障害のある学生の学習を支援することは教員の義務です。まずは，障害のある学生を支援する法令が整備されていることをきちんと理解しておく必要があります。障害のある学生の教育機会を保障していくことは教育基本法をはじめとするさまざまな法令で定められています。2016(平成28)年施行の障害者差別解消法によって，不当な差別的取り扱いの禁止と**合理的配慮**の提供が求められるようになりました。

　また，障害のある学生が看護師免許を取得するうえでの規制も緩和されています。以前は「目が見えない者，耳が聞こえない者又は口がきけない者には免許を与えない」と定められていた保健師助産師看護師法も2001(平成13)年以降改正されています。

　障害のある学生の支援の方法については知見が蓄積されつつあり，教

員はそれらの知見を活用して学習を支援していく必要があります。しかし，障害のある学生が看護師として働くまでには，本人および教員にさまざまな努力が求められることは否定できません。

　教員として，まずは障害の形は多様であり，適切な学習支援のあり方も障害の内容に応じて異なることを理解しておきましょう。また，他者からは理解されにくい障害もあります。したがって，できるだけ早い段階で，その学生との相談が必要になります。

　一方，課題などを免除したり評価基準を下げたりするなど，特別扱いすることはよくありません。レポート作成などの課題をこなすことが難しいと考えられる場合でも，代わりに口頭試問を行うなど，その学生と相談した後に，別の課題を与えましょう。

3章
授業の型を理解する

1 1回の授業を組み立てる

1 授業を3つのパートで構成する

　授業の構成には基本となる型があります。それは，1回の授業を**導入・展開・まとめ**の3つのパートに分ける構成です。たとえば，授業時間が90分の場合，導入を10分，展開を70分，まとめを10分といったように構成します。1回の授業の計画を記した**学習指導案**を作成する際にも，この構成を意識するとよいでしょう。

　なぜ，授業を導入・展開・まとめの3つのパートに分けるとよいのでしょうか。それは，授業が急に始まったり突然終わったりすると，学生は効果的に学べないからです。

2 各パートの役割を理解する

　導入・展開・まとめは，授業のなかでそれぞれ異なる役割をもっています(**表3-1**)。導入とは，学生が学習目標を達成できるように導くためのパートで，授業の最初に行われるものです。展開は，学習目標を達成できるように学生が学習内容を深めるためのパートで，授業の中心となります。まとめは，学生が学習目標を達成できたかどうかを評価し，今後の学習を促すためのパートで，授業の終わりに行われます。

表3-1 導入・展開・まとめのポイント

導入	快適な学習環境をつくる 学生の準備状況を把握する 学生の興味や関心を喚起する 学習目標と意義を伝える 授業の全体構成を提示する
展開	学習内容を精選する 順序よく学習内容を並べる 説明を工夫する さまざまな学習活動を組み込む 学生の理解度を確認する
まとめ	学習内容を要約する 学習成果の振り返りを促す 学習の手引きを与える

2 導入で学習の準備を整える

❶ 快適な学習環境をつくる

　導入で最初に行うべきことは，学生が学習に集中できる快適な環境を整えることです。まずは，机・椅子の配置，室内の温度，照明，マイクの音量などが適切かどうか注意しましょう。教員の声が聞こえにくい，エアコンの冷たい風が直接当たる，部屋が明るすぎるためスクリーンがみえにくいなどと感じていては，学生は集中して学習できません。「マイクの音量はちょうどよいですか」「部屋が寒く（暑く）ないですか」「スクリーンの文字は読めますか」と尋ねたりして快適な学習環境かどうかを確認するようにします。

❷ 学生の準備状況を把握する

　学習活動を効果的に行うための学習者の準備状況を**レディネス**￪といいます。学習に対する意欲をもっているか，学習内容に対する予備的な

知識をもっているかなどです。学生が効果的に学習できるように，学生の学習へのレディネスを把握しましょう。

そのためには学習内容の前提となる知識を身につけているかどうかを確認します。たとえば，老年看護学の授業で高齢者の脱水症について教える場合，学生は前提知識として腎臓の尿濃縮力，脱水のメカニズムと症状，一般成人の水分出納や体内水分量を理解している必要があります。「人の全体液量，細胞外液と細胞内液の割合はどれくらいでしょうか」「腎臓にはどのような機能があったでしょうか」「脱水の症状とはどのようなものだったでしょうか」といった問いかけを通して，これまでの学習内容を身につけているかどうかを確認します。

前回の学習内容の振り返りを通して，前提となる知識を身につけているかどうかを確認してもよいでしょう。身につけていない場合には，これまでの学習内容の復習から始めます。

3 学生の興味や関心を喚起する

学生の興味や関心を喚起することで，積極的に学ぶ姿勢をつくりだせます。学生の興味や関心を喚起する技法として**発問**♪があります。たとえば，「私の母は現在68歳。さて，後期高齢者でしょうか」「超高齢社会とはどのような特徴をもつ社会でしょうか」「要介護者でいちばん多い年代はどの年代でしょうか」「なぜ人は年齢が高くなると早起きになるのでしょうか」のように，これから学習する内容へのウォームアップとなる発問をすることで，学習内容への関心を喚起できます。

また，過去の看護師国家試験の問題をもとにしたクイズを提示してもよいでしょう。学生の学習内容への関心を維持するという観点から，クイズの正解をその場で伝えることはせずに，授業の進行にあわせて説明してもよいです。

教員の臨床でのエピソードや学生が驚くような事例，疑問を抱かせるようなデータや写真を提示することでも学生の興味や関心を喚起できま

す。たとえば，患者とのコミュニケーションがケアの成功や失敗につながった事例，日常生活のケアで寝たきり患者のADLが劇的に向上した事例など，教員自身の経験を話すことによって，学生は看護ケアが患者の生活を左右することを実感し，より看護に興味をもつことができるでしょう。

4 学習目標と意義を伝える

　導入では，学生にしっかりと学習目標を伝えるようにします。たとえば，老年看護学の授業であれば「高齢の糖尿病患者に対するフットケアの留意点を理解してもらいます」，小児看護学の授業であれば「今日の授業が終わった後には，学童期の身体的，心理・社会的特徴を説明できるようになってもらいます」などです。授業を通して学生に身につけてもらいたい知識・技能・態度を具体的に示しましょう。

　学習目標を学生に示せば，学生は授業と臨床実践との結びつきを自然と理解できるだろうと教員は考えるかもしれません。しかし，臨床経験のない学生が，学習目標から具体的な臨床実践をイメージすることは困難です。教員は自身に臨床経験があるからこそ，具体的なイメージをもって知識と実践を結びつけることができるのです。学生に学習目標を示すときには，なぜそれが重要なのか，臨床での実践とどのように結びついているのかもあわせて伝えましょう。

　たとえば，「糖尿病患者に対するフットケアの留意点を説明できる」という学習目標であれば，「糖尿病になると動脈硬化が起こりやすくなります。動脈硬化により血流障害が起こり，足に異常が出やすくなります。また，知覚が鈍くなり足の傷に気づかなくなったり，抵抗力が落ちて感染しやすくなったりすることもあります。そのため，フットケアが必要なのです」と学生にもわかるように伝えます。

5 授業の全体構成を提示する

　学習目標と意義を伝えたら，どのような流れで学習を進めていくのか全体構成を提示しましょう。全体構成を提示する場合には，学習内容だけでなく，学習方法についても伝えます。たとえば，基礎看護学におけるベッド上での寝衣交換の授業であれば，「まず，寝衣交換の手順を口頭で復習します。次に，寝衣交換の手順を視覚的に理解してもらうために，寝衣交換を行っている映像をみてもらいます。その後，ポイントを説明しながら，私が皆さんの前で実演します。後半は，グループで実際に寝衣交換を行ってもらいます」と伝えるとよいでしょう。

3　展開で学習内容を深める

1 学習内容を精選する

　授業が失敗に終わる要因の1つは，学習内容を詰め込みすぎることです。できるだけ多くのことを学ばせたいと思っても，学生が1回の授業で身につけることのできる知識の量は限られています。そのため，学生が学習目標に到達するには何が重要なのかを整理し，学習内容を精選します。

　学習内容を精選したら，4〜5つのトピックに分けます。各トピックは10〜20分で説明できる量にします。たとえば，老年看護学の「高齢者の加齢に伴う変化とヘルスアセスメント」をテーマとした授業であれば，1回の授業のトピックとして「加齢に伴う感覚器の変化」「加齢に伴う身体的・心理的変化」「高齢者とコミュニケーションをとる際のアセスメントの視点」「高齢者の尊厳を考慮したコミュニケーション」に分けることができます（新井ほか　2013）。

❷ 順序よく学習内容を並べる

　トピックに分けたら，情報を提示する順序を決めます。授業で扱う学習内容，学生のレベルや経験，設定した学習目標に照らして，適切な順序を選択しましょう。主な順序として，次のものがあります(Brown and Manogue 2001)。

(1) 伝統型
　関連するトピックを並置します。内分泌・代謝系の疾患に関する授業であれば，「バセドウ病」「クッシング症候群」「糖尿病」「脂質異常症」の4つのトピックを順々に説明していきます。それぞれのトピックは，病態，症候，治療など同じ流れで構成されます。教員は簡単に順序や学習内容を決めることができますが，学生にとっては単調に感じられる場合もあります。

(2) 順次型
　授業のテーマに基づく課題に対して，関連するトピックを提示し，結論に導いていきます。褥瘡をテーマにした授業であれば，「褥瘡をどのように予防・治療できるのか」という課題に対して，「褥瘡とは」「褥瘡発生のメカニズム」「褥瘡のリスクアセスメント」「スキンケアの具体的な方法」「創傷管理のポイント」という疾患の特徴，原因，予防・対応策という順序で並べます。学生にとって，論理的なつながりがわかりやすいという特徴があります。

(3) 問題解決型
　問題を説明した後に，さまざまな解決策を提示します。解決策を提示する際には，事例や根拠，提示した解決策の長所や短所を含めるようにします。たとえば，ある高齢患者の具体的な症状を説明した後，それを緩和・改善するためのさまざまなケアの方法を提示します。問題解決型

は，学生が基礎的な知識を十分に理解している場合に用いられます。

3 説明を工夫する

　学生のレベルや理解度にあわせて，説明を工夫する必要があります。学生の理解を促す説明の工夫としては根拠を明確にする，比喩や置き換えを活用する，学生の知識や経験に関連づけるなどがあります。学生が学習内容を臨床と結びつけて理解しやすいように，教員が臨床での経験に基づく具体的な例を提示することも効果的です。

　言葉だけで説明することが難しい場合は，写真，絵，映像などの視聴覚教材を活用しましょう。たとえば，高齢の麻痺患者をベッドから車椅子へ移乗するための介助方法の説明では，ステップごとに介助のポイントを言葉で説明するとともに，写真や映像で一連の介助方法を示します。

　また，学生が具体的にイメージしにくい内容を伝えるのにも，視聴覚教材は適しています。たとえば，幻覚の症状を説明する場合，映像を用いて学生に幻視や幻聴を疑似体験させることができます。そして，学生が疑似体験した内容に基づいて，幻覚の症状を説明します。

4 さまざまな学習活動を組み込む

　学生が教員の説明を集中して聞いていられる時間は，15〜20分が限界といわれています(Johnstone and Parcival 1976)。学生が集中力を持続できるように，教員が口頭で説明する以外にも，さまざまな学習活動を授業に組み込みましょう。そうすることで，学生の学習内容に対する理解が深まります(森ほか 2011)。

　講義法中心の授業に組み込みやすい代表的な学習活動として，以下のものがあります。

- 発問を通して学生に考えさせる
- 学習内容に関連するキーワードを自由に出させる
- 写真や映像をみせる
- 学習内容や疑問点を書かせる
- 学習内容を確認するためのクイズを出す
- ペアとなり学習内容の要点を説明し合う
- グループでディスカッションをさせる

　学習目標や学生のレベル，時間配分を考慮し，学習活動を選択します。自分の授業に適した学習活動を選択するために，さまざまな**アクティブラーニング**♪の技法を理解しておくとよいでしょう。

　また，このような活動を行う際に忘れがちなのが，学生に活動の学習目標や意義を伝えることです。たとえば，「ストレスの種類について説明してきました。説明してきた内容を，自分の経験に照らし合わせて理解してもらいたいと思います。自分が感じたことのあるストレスは，説明した種類のなかのどれに該当しますか。グループで話し合ってみましょう」などと伝えましょう。

5 学生の理解度を確認する

　一度でも教壇に立って教えた経験があるなら，教員が説明した内容を学生が必ずしも理解しているとは限らないということを知っているでしょう。学生が内容を理解しているかどうかを確認しましょう。注意しなくてはいけないこととして，教員はよく「わかりましたか」や「何か質問はありませんか」と説明の後に学生に問いかけることがあります。しかし，この方法は理解度を確認するうえで適切なものとはいえません。

　学生の理解度を確認する簡単な方法は，観察です。説明しながらでも，学生の表情や仕草，真剣にノートをとっているかどうか，うなずいているかどうかを観察することができます。説明がよくわからないとい

う表情であれば，どこがわからないのかを学生に質問し，学生が理解できていない点を，もう一度説明します。

　観察以外にも，何人かの学生を指名して質問に答えさせる，練習問題を解かせる，ペアにして要点を説明させるなどの学習活動を組み込むことによって，学生の理解度を確認することができます。これらの学習活動を用いたときには，**フィードバック**♪を与えるようにしましょう。学生が理解できていない点については，補足の説明が必要です。

4　まとめで学習を評価する

1 学習内容を要約する

　「時間になったので終わります」と教員が説明の途中で授業を終えてしまっては，学生は授業で学習したことを整理できません。授業のまとめでは，授業で扱ったキーワードを中心に学習内容を要約するようにしましょう。要約の際には，導入のときに提示した学習目標や全体構成を再度示すとよいでしょう (Exley and Dennick 2009)。学習内容の全体像を示すことで，学生はそれぞれのキーワードや概念のつながりを理解できます。

　学習内容を要約した後には，学生が学習目標に到達できたかどうか，学習成果を確認することも効果的です。学習内容に関連する問題を提示し，筆記や口頭で答えさせましょう。

2 学習成果の振り返りを促す

　学生自身に授業での学習成果を振り返らせましょう。**ミニッツペーパー**♪や**大福帳**♪など学生が授業を振り返るためのワークシートを用いて，学習内容や疑問点について書かせることができます。学習内容を自分の言葉で整理することによって，新たな気づきやさらなる理解を促せ

ます。学習内容に関連する重要な疑問点や間違った理解，授業に対するコメントなどを，次回の授業の最初に学生にフィードバックします。

3 学習の手引きを与える

　次回の授業までの課題や資料を提示します。復習の課題としては，授業ノートの整理，学習内容についてのレポートの提出，問題演習が挙げられます。予習の課題としては，次回の授業で扱う**教科書**の該当章の読解，次回の学習内容に関連するキーワードや身近な問題についての事前学習などがあります。意欲の高い学生には，発展的な学習が進められるように参考文献などを紹介してもよいでしょう。

　課題を提示する場合には，課題に対する指示を明確にします。個人またはグループのどちらで課題を行うのか，手書きまたはパソコンによる作成なのか，提出する必要があるのか，提出先はどこなのか，提出の締め切りはいつなのかを伝えます。締め切りについては，日にちだけでなく，時間までしっかりと伝えるようにしましょう。

コラム　授業シートを活用した導入とまとめ

　看護学のカリキュラムでは，指定規則に基づく必修科目も多く，1日に3科目，4科目と時間割が詰まっていることが多くあります。特に成人看護学や老年看護学など領域別の看護学の科目がはじまると，初学者である学生には科目ごとの区切りが曖昧になることも少なくありません。そこで，筆者の授業では，導入とまとめを効果的に行えるよう「授業シート」(158頁参照) を用いています。このシートは織田揮準氏が開発した「大福帳」を参考にして作成したものです (織田 1991)。

　授業シートには，「今日の授業で理解したこと・感想・質問」を学生が自由に記述する欄と，教員からの回答・コメント欄を15回分つくってあります。毎回授業後に回収し，次の授業前に返却します。

　導入では，前回の授業終了後の授業シートに記載されていた内容をもとに，質問に回答したり，理解が曖昧だと思われた箇所について説明を補足したりしながら前回の学習内容を振り返ります。そのうえで今回の学習目標を説明します。自分が書いた授業シートをみながら今までの学習内容を思い出すとともに，今回の授業へのつながりを明確にすることができます。このようにして，前の時間の科目と区切りをつけ，この授業への集中を促しています。

　まとめでは，その日の学習内容を要約した後，授業シートに授業での学びや質問を書いてもらい，回収します。授業シートへの記入を通して学習成果の振り返りを促しています。

　授業シートを活用しはじめてからは，授業中には質問が出なくても，授業シートには毎回何らかの質問が出るようになりました。また，授業シートに記載された内容を読むことで，学生の理解度も把握できるようになり，さらに，1枚の用紙に続けて記載してもらうことで，学生の理解度や授業への取り組みの変化も把握することができるようになり，気になる学生には，授業前後に声をかけたり，授業シートへのコメントを工夫したりすることも可能になりました。　　　　(服部律子)

第 2 部

授業の基本的な技法

4章
わかりやすく説明する

1 説明は工夫次第

1 説明の工夫は重要である

　難解な内容を学生に身近な例を用いて解説する。学生が興味を抱くように教員の臨床での経験を話す。根拠を明示しながら解説する。これらは，教員が学生の理解を促すために行う説明の工夫です。同じ内容であっても，上手に説明を工夫している教員は学生の関心を引きつけ理解を促すことができます。一方，説明に工夫のない教員は学生の関心を引きつけられず，学生の理解も不十分になるでしょう。教員として，わかりやすい説明を目指しましょう。

2 授業における説明は難しい

　授業において説明は重要ですが，簡単なことではありません。なぜなら，教員の説明が成功したかどうかは，教員がどれだけ話したかではなく，学生がどれだけ理解したかによって決まるからです。単純にたくさん話したからよいというものではなく，学生の状況を把握しながら伝わるように説明する必要があるのです。
　そもそも学生にわかりやすく説明するには，教員自身が内容を深く理解し頭のなかで整理しておかなければなりません。内容を整理できていない状態で説明をしても学生には伝わりません。教員自身が内容を十分理解し整理したうえで，なおかつ学生の予備知識などを踏まえて，わか

りやすく説明する必要があるのです。

　また，授業の専門的な内容は教員にとっては身近なものですが，多くの学生にとってははじめて学習する内容も多く，簡単には頭のなかに入っていかないものです。一度聞いただけで理解できるという学生はほとんどいません。したがって1回の授業で説明する知識を絞って，何度も丁寧に説明しないと理解にはつながらないのです。

　教員が忘れがちになるのは，教員が説明しているときに学生が複数の活動をしているということです。学生は教員の説明を聞いているだけではありません。**教科書**をみて教員の説明に該当する箇所を読んだり，教員の説明の要点をノートにメモしたり，内容を頭のなかで整理しようとしたりしています。学生は，聞く，読む，書くなどといった複数の活動を同時に行っているのです。

　授業における説明は簡単ではないということを理解しておきましょう。そのうえで，内容の構成，内容の伝え方，話し方などの工夫を少しずつ身につけていく必要があります。

2　学生の理解を促す構成にする

❶ 学生に伝わるように構造化する

　教員は学生に伝わるように知識を構造化して説明する必要があります。たとえば，呼吸の異常を理解させる場面を考えてみましょう。教員が頻呼吸の型だけを提示しても学生は十分に理解できないでしょう。学生に正しく理解させるには，正常な呼吸の型を先に教えて，それと比較して頻呼吸の型を示す必要があります。このように，正常な状態を教えた後に異常な状態を教えるというのは看護教育では一般的な方法です（杉森・舟島 2014）。正常な状態と比較することで異常な状態を理解することができるのです。

　説明する内容を構造化する際には，教員と学生ではもっている知識の

構造が異なることに注意が必要です。学生は知識の数が少ないだけではなく，知識間の結びつきも少なく単純です。そのため，学習した知識が断片的なままで，それらを関連づけられない場合が多いでしょう。これくらいはわかるだろうと考えずに，教員は意識的に知識と知識の関係を説明することが大事なのです。

2 代表的な構成の型を理解する

学習内容の説明の順序には，いくつかの代表的な型があります。教科書などの書籍は，基本的に型に沿って書かれています。学生が理解しやすいような順序で説明するように心がけましょう。

(1) 段階

やさしいものから難しいものへ段階的に説明します。難しい抽象的な概念を説明する場合には，簡単な例を示した後に，一般的な説明を行い，さらに複雑な例を提示します(デイビス 2002)。たとえば，外科的手術を受ける患者の看護について説明する場合，まずは正常な術後経過事例について説明し，その後に創部出血や縫合不全の事例を説明します。

(2) 時系列

時間的な順序に沿って説明します。これは，看護の歴史的変遷，看護に関する政策動向，看護技術の手順など，前後の流れや順番を理解させる場合に適しています。たとえば，看護の歴史的変遷を教える場合は，過去から現在という流れに沿って，古代における看護の起源から現代の保健医療現場における看護の役割までを説明します。看護技術を教える場合には，準備から実施，片付けまでの流れに沿って看護技術の手順を説明します。

(3) 比較

　ある事象をほかの事象と比較しながら説明します。たとえば，小児の身体的特徴を理解させるためにほかの年齢集団の身体的特徴と比較する，ある疾患の特徴を理解させるために健康な人と疾患をもつ人の特徴を比較するなどです。また，不整脈の特徴を説明するのであれば，正常な脈のリズムを提示した後に，頻脈や徐脈，期外収縮の脈のリズムを示します。すでに学生が学んでいる内容や基準値と比較するとより学生の理解を促すことができます。

(4) 因果関係

　結果から原因または原因から結果という順で説明します。根拠に基づいた論理的なつながりを理解させたいときに適しています。結果から原因という順で説明するのが一般的です。たとえば，発熱について説明する場合，発熱のメカニズムを話した後，発熱の主な原因を示します。あるいは，原因から結果という順に説明するほうが学生の理解に効果的な場合もあります。たとえば，脳梗塞や脳出血の原因を話し，その後に運動麻痺や見当識障害などといった症状を説明するような場合もあります。

(5) 演繹（えんえき）

　一般的な前提から，特定の事例にも当てはまる結論を導き出すように説明します。たとえば，看護倫理について学ばせたい場合に，まず国際看護師協会や日本看護協会の倫理綱領について話し，その後に具体的な看護場面を提示して看護師がなすべき規範を説明します。看護師の倫理綱領には，「人々の知る権利及び自己決定の権利を尊重し，その権利を擁護する」という条文があります。患者が自分の本当の病状を知ることができるように，医師や他職種に働きかけて説明を依頼したり，看護師が患者にわかりやすく病状説明したりすることは，この条文を具現化する看護師の倫理的な行動であると説明できます。

(6) 帰納

　特定の状況や事例から，一般的な前提や結論を導きだすように説明します。演繹的に説明する場合の順序とは反対になります。たとえば，まず複数の高齢者の入院事例について話します。具体的には，心不全による数週間の床上臥床生活から認知症症状が出現した患者，骨折で安静臥床しているなかで誤嚥性肺炎を併発した患者，骨折で手術を受けた後に褥瘡ができてしまった患者の事例とします。これらの事例からは，主症状だけでなく合併症リスクが大きく，いったん合併症を引き起こすと回復が困難になるという，一般的な高齢者の特徴を導き出すことができます。

コラム　学生の体験から理解を深める

　学生たちの多くが，入院患者や高齢者，妊産婦になった経験はありません。教員がどんなに言葉で説明しても，想像できないことも多々あります。その結果，関心をもって理解したり，考えたりすることが難しくなり，「言われたことを暗記する」ということになりかねません。

　そこで，老年看護学概論や母性看護学概論などの授業では，模擬体験装具を用いて，高齢者体験や妊婦体験をしてもらい，高齢者や妊婦の生活を理解してもらうことからはじめています。しかし，すべてがこのように疑似体験が可能なわけではありません。疑似体験ができない場面については，できるだけ，学生たちが経験したことがある場面にたとえながら説明するようにしています。

　たとえば，筆者が担当する母性看護学の授業では，陣痛など疑似体験ができない学習内容も多くあります。そこで，今までに自分が強い腹痛を感じた場面を思い出してもらい，お腹が痛いときに自分ならどうするか，どうしてほしいかを考えてもらっています。また，グループワークなどでほかの学生の意見も聞いて，反応の多様性を理解してもらうようにしています。

　また，リード理論に基づく産痛の知覚のメカニズムを理解してもらうために，恐怖・緊張・痛みの関係を体験してもらっています。前後の席で学生をペアにし，前の学生が「痛みの体験をする人」，後ろの学生が「刺激を与える人」とします。痛みの体験をしてもらうこと，多少

> 痛いかもしれないがケガをすることはないこと，後ろの学生はケガをしない程度に刺激を与えてください，など意図的に恐怖心を煽るような説明をしたうえで，前の学生には目を閉じて待機してもらいます。後ろの席の学生にはスライドで「ペンを1本持って，キャップの先で前の学生の肩を叩いてください」と指示し刺激を与えてもらいます。その後，「刺激」が何であったかを種明かしし，もう一度同じ刺激を与えてもらい，受けた感覚の違いについて共有し，体験的に理解できるよう工夫をしています。　　　　　　　　　　　　　　　　　　　　　(服部律子)

3 学生の理解を促すように説明する

◼ 学生の関心を高める

　学生がしっかりと説明を聞くように，学生の注意と関心を教員の説明に向けるような工夫を組み込みましょう。特に，説明が長くなる場合や抽象的になる場合には，説明の前に学生の関心を高めておく工夫が求められます。学生の関心を高める工夫として，内容の要約を話す，疑問を抱かせるような写真や事例を提示する，学生の先入観を指摘する，学生を驚かせるなどがあります。

　また，説明をはじめる前に，学生の関心を損なわせるような発言をしないように注意しましょう。「細かい話なので理解する必要はないのですが」「今から説明する内容は看護師国家試験には出題されません」などの発言は，この説明は聞く必要がありませんというメッセージを学生に与えてしまいます。

◼ 説明の構成を伝える

　学生に説明の構成を伝えるようにしましょう。学生の理解度が高まるだけでなく，学生がノートをとりやすくなります(Brown 1982)。具体的には，「今から廃用症候群の主な特徴と起こりやすい問題について，ま

ず身体的症状，続いて心理・社会的症状の順で説明します」と説明する順序を提示します。また，場面転換において「これまで，高齢者の身体的特徴について説明してきました。ここからは，心理・社会的特徴について説明していきます」と説明の転換点を示します。

3 繰り返し説明する

どうしても覚えてほしい重要な内容は何度も繰り返し説明しましょう。何度も繰り返すと学生の記憶に残りやすくなります。また，教員が繰り返すことで，学生自身も重要な内容であると認識するようになります。「この内容は重要なので，もう一度説明します」と直接伝えてもよいでしょう。

特に重要な内容については，授業の**導入・展開・まとめ**の各パートや次回の授業の導入のパートにおいて，何度も繰り返し説明することで記憶を定着させましょう。

4 比喩や置き換えを活用する

学生は身近な言葉で説明されたほうがイメージしやすくなります。抽象的な内容や新しく学習する内容，難しい内容について説明する際，比喩や置き換えを用いると学生に伝わりやすく，理解を促すことができます (Lowman 1984)。

比喩や置き換えは日常的に使われている言葉や，説明を聞いてイメージできるような表現を用いるとよいでしょう。たとえば，血液の循環を説明する際に，「血液はポンプの役割を果たす心臓によって絶え間なく，全身に送り出されています。このポンプは1分間に60〜80回収縮し，約5Lの血液を送り出しています」と説明されると，入学したばかりの学生であっても血液の循環をイメージしやすくなります。

5 学生の知識や経験に関連づける

　新しい知識は既存の知識に基づいて構築されます。学生にどのような知識があるのか，**レディネス**を把握しておきましょう。これまでに習った内容について復習しながら，それらの知識と関連づけて説明することで理解が深まります。すでに学習していた知識と共通する点や異なる点に気づくことから，新たな知識の獲得にもつながります。たとえば，実習で体験した内容に触れながら新たに説明したり，学生がすでに経験していると思われる事例を取り入れて説明したりします。

　また，学生に疑似体験させ，その内容に基づいて説明してもよいでしょう。たとえば，学生は，高齢者に起こりやすい身体機能の変化を具体的にイメージすることができません。模擬体験装具を用いて，学生に高齢者としての疑似体験をさせます。その後，高齢者の身体機能の変化について説明すれば，学生は疑似体験と関連づけて理解することができます。

6 教員自身の具体的な経験を話す

　説明の内容に関連した教員自身の体験や，過去にあった先輩学生の体験談などを取り入れた説明は学生にとって身近に感じるでしょう。経験が浅く，教員の説明を具体的な事象と結びつけることができない学生にとっては，理論の紹介だけの授業は退屈に感じてしまいます。教員や先輩のこれまでの経験を聞くことによって，説明の内容を具体的に想像し，理解を深めることができます。自身が臨床で経験した内容であれば，教員もより臨場感をもって伝えることが可能になるでしょう。

4 話し方の技能を高める

❶ 声の出し方を工夫する

　どんなに説明する内容が練られていても学生に声が届かなければ意味がありません。実際，**授業評価アンケート🔖**などを通して「教員の声が聞き取りにくい」という意見がしばしばみられます。基本的なことですが，声の出し方を工夫しましょう。

　教室内では，学生に向かって口を大きく開け閉めして明瞭に話しましょう。特に文章の語尾をはっきりとさせたり，難解な用語はゆっくり話したりすることで，学生の聞き違いを防ぐことができます。自身の声が通りにくい場合や大教室での授業の際は，無理をせずにマイクを使いましょう。

　説明の途中で声の大きさを変えることも効果的です。抑揚のない単調な説明は眠気を誘います。注目してほしい，覚えておいてほしいところでは，声の大きさや高さを変えることで，注意を引くことができます。

　また，人それぞれ話し方には癖があります。「えーと」や「あのー」と言う癖は，聞いている学生にとっては気になります。できるだけ減らすよう，気をつけましょう。

❷ 話す速度に気をつける

　時間内に計画したことすべてを伝えなければならないと考え，早口で説明していないでしょうか。授業のなかで教員が話す内容は学生にとってはじめて学ぶものが多いこと，学生が聞くだけでなく複数の作業を同時に行っていることを考慮する必要があります。一般的に聞きやすい速度は1分間で300文字といわれています。アナウンサーがニュースを読むときの速度です。自分が早口でないかどうかを確認してみましょう。

　話す速度にも変化をつけます。重要な内容を話すときは，速度を少し

落としましょう。

3 適切に間をとる

　わかりやすく話すためには，適切な間をとることが有効です。間は単なる沈黙ではありません。間をとりながら話したほうが，自信をもって堂々と話しているように聞き手には感じられます。間によって話に抑揚やリズムが生まれるからです。授業のなかでは以下のような場面で間をとるのが効果的です。

(1) 説明が長くなったとき

　学生は教員の説明を聞いてすぐに理解できるわけではありません。そのため，連続して話をされると，聞くことに集中してしまい理解が不十分になってしまいます。適度に間をとることで，学生が理解する時間をとりましょう。資料を読む場合は，句読点が間をとる目安になります。

(2) 発問した直後

　「このような場面では患者さんにどのように声をかけたらよいと思いますか」といった教員の**発問**♪の直後は間をとりましょう。なぜなら，発問直後に教員が説明をすると，学生の考える機会を奪うことになるからです。

(3) 学生が作業している間

　学生が板書の内容をノートに書き写している最中などは十分な間をとることが重要です。学生を観察しながら作業に集中させましょう。

(4) 大事なことを伝える直前

　間には，直後に言う言葉を際立たせる効果があります。「その問題の答えは〇〇です」と一気に説明するのと，「その問題の答えは」のところ

で間をとってから説明するのとでは，聞き手の印象が異なります。大事なことを伝える際には，直前に間をとり，学生に注目させましょう。

(5) 場面が転換するとき

　場面が転換する際にも間が重要です。1つの学習内容が終わって次の学習内容が始まる際に長めの間をとると，「場面が変わった」と学生に伝えることができます。

4 アイコンタクトを使う

　アイコンタクト♪は授業において重要です。アイコンタクトがないと，学生は自分に話しかけられているとは思わないからです。学生の目をみて，学生に向かって話しましょう。

　授業中に教員が学生にアイコンタクトをとることは簡単ではありません。黒板，スクリーン，教科書などをみながら説明すると，学生に目線がいきません。また，多人数の授業では学生集団の真ん中にだけ目線がいきがちで，それ以外の学生と目線が合いにくくなります。教員は，意識して学生全体に目線を向けなくてはなりません。学生の目をみるのが苦手な場合は，学生のおでこのあたりや頭上をみるようにします。

　アイコンタクトにはさまざまな効果があります。教室全体をみわたし，学生1人ひとりをみつめながら話しかけていくと，学生たちは教員にみられているという意識をもち授業に対する姿勢もよくなるでしょう。また，学生の学習の様子を観察することで，説明している内容に対する理解の度合いがわかります。

5 ボディランゲージを活用する

　少人数の授業であれば，ただ話すだけでも学生に意思を伝えられますが，多人数の授業ではやや大げさな**ボディランゲージ**♪を活用しましょ

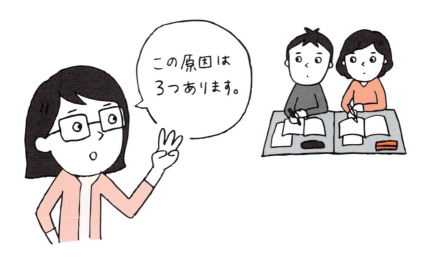

う。たとえば，学生の発言に大きくうなずいたり，発言した学生に拍手をして褒めたりします。

　授業に取り入れやすいボディランゲージとして，**ビジュアルハンド**🔖があります。ビジュアルハンドとは，説明している内容と手の動きを一致させて強調する行為です。たとえば，「黒板の左に書いている内容を思い出してください」と言いながら手で方向を示したり，「この原因は3つあります」という言葉にあわせて三本指をみせたり，よくない例を説明する際に「このようなやり方は絶対にしてはいけません」という言葉とともに手で大きなバツをつくったりします。

　教壇の上にいる教員は，学生からみると動作がみえにくくインパクトが弱いと考えたほうがよいです。学生の学習のためにも，通常よりもオーバーアクション気味に動きましょう。

5章 発問を取り入れる

1 問いがもつ力を活用する

❶ 問いには力がある

　問いは，必ずしも情報を引き出すためだけに使われるのではありません。「今週末は予定が入っていますか」「アクション映画は好きですか」といった問いは，単に情報を引き出すだけでなく，同時に問いかけた人に対して関心や好意を伝えることにもなります。

　教育の場面では，適切に問いかけることで，人に深く考えさせることができます。人は問われると自分なりの答えを考えたいのです。問いを与えながら考えを深めさせるのは，古代ギリシャのソクラテスも使用していた伝統的な教育の技法です。

❷ 発問と呼ばれる技法

　教員が学生に対して教育的な意図をもって問いかける行為を教育学では**発問**といいます。質問の一種ととらえることもできますが，発問と呼ばれるのには理由があります。

　たとえば，「入院によって患者さんの生活はどのように変化するでしょうか」という問いかけについて考えてみましょう。この問いかけが学生から教員に対するものであれば，それは答えを知らない人が知っている人に尋ねる「質問」です。一方，この問いかけが教員から学生に対するものであれば，答えを知っている人が教育上の目的のために尋ねる

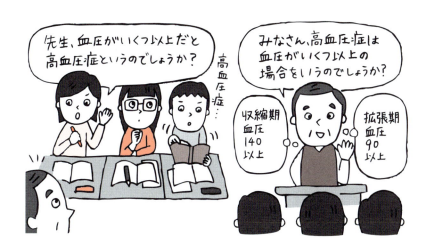

「発問」になります。つまり，答えを知るためではなく，学習を促進するために尋ねることから，質問とは区別して発問と呼ばれるのです。

3 説明・発問・指示の割合を考える

　教員が教室で指導するときの行為を，説明，発問，指示の3つに分類することがあります。この3つの行為によってインフォームド・コンセントについて理解させる場面を考えてみましょう。

　学生に理解させるためには「インフォームド・コンセントは，患者さんに疾患や治療について説明し，治療方法を選択してもらって同意を得ることです」「病名の告知や治療に対してだけではなく，看護の場面においても必要になります」といった説明が必要です。さらに，学生の思考を刺激するためには「たとえば，10歳の子どもに点滴をする場面ではどのようにすればよいのでしょうか」「精神疾患のある患者さんの場合にはどのようにすればよいのでしょうか」などの発問が有効です。発問で思考を刺激した後には，「あなたがそのように考える理由を話してください」「考えられる方法を隣の学生と議論しましょう」などの指示を与える

ことができます。このように，学習効果を高めるために，説明，発問，指示を相互に関連させて使用しましょう。

　説明，発問，指示の3つのバランスを変えるだけで，授業の印象は大きく変わります。教員の説明ばかりでは，学生の学習が受け身になりかねません。発問や指示を効果的に授業に取り入れてみましょう。

　適切な発問の数は授業の内容などによって異なりますが，小学校における授業1回あたりの発問の数は，20～50問であるという調査結果は参考になるかもしれません (松浦ほか編，1986)。

4 看護教育において発問は重要

　発問は，小学校の授業においても，成人を対象とした研修においても活用できる基本的な教育技法です。さまざまな専門分野で役立つ技法ですが，とりわけ看護教育において発問を活用することは重要です。なぜなら，看護教育では客観的な知識や技能を身につけるだけでなく，自分の学習や経験などを踏まえて自分なりに答えをみつけていくことが求められるからです。たとえば，「あなたはどのような看護師になりたいですか」「患者さんに対してどのような援助がしたいですか」という発問によって，学生が自分なりの看護観をつくりあげることを促すことができます。

　また，多くの看護教育機関では，人間の生命と権利を尊重する態度，専門職業人としての態度，主体的に学び続ける態度などが教育目標に掲げられています。これらの能力も，教員が説明と指示により一方的に押しつけることで身につくものではありません。教員が発問を工夫することで，学生は自分で深く考えたり，自分なりの答えをみつけたりできるようになります。教員が答えを与えるのではなく，学生のなかにある答えを引き出していく発問が大切なのです。

2 発問の機能を理解する

1 学習意欲を喚起する

　発問にはさまざまな機能があります。そのうちの1つは，学習意欲を喚起するという機能です。教員による説明ばかりが続く授業では，学生の集中力は低下してしまうかもしれません。発問を授業に取り入れると，学生の注意を引きつけ，学習意欲を喚起することができます。

　たとえば，高血圧症について教える場面を想定してみましょう。単に高血圧症の統計データをみせるのではなく，事前に「高血圧症の患者が多い都道府県はどこだと思いますか」「高血圧症の患者数は男女で違いがあると思いますか」「どの年代の高血圧症の患者が多いでしょうか」などの発問を与えることで，答えは何だろうかと学生に考えさせ，その後に提示する統計データにさらに関心をもたせることができるでしょう。

2 思考を焦点化する

　発問には，学生の思考を焦点化させる機能もあります。学習目標にあわせて思考のポイントを絞っていくために，発問を利用することができます。

　授業のなかで最も学生に考えてほしい内容を問いの形にしたものを，**主発問**といいます。たとえば，コミュニケーションについての授業では，「看護師は患者さんとどのようなコミュニケーションをとるべきでしょうか」といった問いが主発問になるでしょう。適切な場面で主発問を活用することで，学生の思考を重要な問いに焦点化させることができます。

　ディスカッションの軌道修正の際にも発問は有効です。ディスカッション中に，考えてほしい内容から話題がそれてしまったときには，発問を活用することで軌道修正ができます。「患者さんが自分の病気につ

いて知ることの意義について十分議論していましたが，知ったことによる影響についてはどのようなものが考えられますか」「みなさんはコミュニケーションのときの言葉づかいに着目して議論していましたが，患者さんとの距離のとり方はどう思いますか」といった発問を与えることで，学生の思考の対象を学習目標にあわせていくことができます。

3 思考を拡張する

授業の場面によっては，学生の思考を絞り込むだけではなく，より幅広く自由な発想を引き出したい場合もあるでしょう。発問には，学生の思考を拡張させる機能もあります。

思考を拡張させる発問とは，答えを限定しない問いかけをして，学生に自由に意見を述べやすくさせるものです。たとえば，授業の導入で「認知症という言葉から何を連想しますか」と尋ねたり，画像をみせながら「この病室の写真をみてどのようなことに気づきましたか」と尋ねたり，ある事例を途中まで紹介して「この後，患者さんとその家族はどのようになったと思いますか」と尋ねたりするような発問です。

学生の思考を拡張させることで，多様なものの見方や学習内容間のつながりを理解させることができます。しかし，拡張させるだけでは授業の学習目標から学生の思考がそれてしまう場合もあります。焦点化させる発問と拡張させる発問をうまく組み合わせることで，学習目標に沿って学生の思考を深めていくことができます。

4 思考をゆさぶる

発問には，学生の思考を問い直し，考え直させる機能もあります。教育学では**ゆさぶり発問**と呼びます（藤岡 1994）。ゆさぶり発問を活用すると，学生の考え方に疑問を投げかけ，矛盾や葛藤を生みだして思考を刺激することができます。

「食べたくないと言う患者さんに無理に食べさせる必要はないとみなさんは考えているようですが，本当にそれでよいのでしょうか」「がん患者さんへの告知で，生きる希望が本当に喪失するのでしょうか」「この教科書では新人看護師の失敗として書かれていますが，プリセプターや上司の責任についてはどう考えますか」などが，ゆさぶり発問の例になります。

　ゆさぶり発問は，学生の意見に対する教員の回答にも活用できます。「本当にそう言い切れるのでしょうか」「このような場合には，あなたの意見は当てはまらないのではないでしょうか」などの問いかけをすることによって，深く考えさせることができます。ただし，教員によるゆさぶりに慣れていない学生もいるので，詰問されていると思われないように言い方には注意が必要でしょう。

5 学習の状況を把握する

　発問には，学生の学習状況を把握する機能もあります。学習内容を学生がどの程度理解しているのかを把握することは，教員が授業を進めるうえで重要です。発問に対する学生の反応によって，学生がどこまで理解できているのか，あるいはどのように考えているのかを知ることができます。一部の学生を指名して，問いに対する答えを述べさせてもよいでしょう。

　授業の導入の場面では，その授業を受けるにあたって前提となる知識が身についているかどうかを発問によって確かめることができます。また，授業の展開の場面では，学生がつまずきやすいと思われるところで発問することが効果的です。そうすることで，学生の理解度に応じて学習内容を修正していくことができます。授業のまとめの場面では，その授業で学習してほしい内容が身についているのかどうかを発問で確認することができます。

3 発問を効果的に活用する

1 多様な種類の発問を準備する

　発問にはさまざまな種類があります。単純な基礎知識を答えさせるものだけでなく、原因を考えさせたり、望ましい行動を提案させたりするものなど、学生の思考を深めていくことのできる発問を使いましょう。**表 5-1** は、高血圧症を例に、発問の種類を整理したものです。

　また、**クローズドクエスチョン**♪と**オープンクエスチョン**♪という分類もあります。クローズドクエスチョンとは、「日本では高血圧症の患者は増加していますか」のように、学生が「はい」もしくは「いいえ」で答えられる発問です。このような発問では、「"はい"と考える人は挙手してください」と全員に対して指示を与えることができます。

　一方、オープンクエスチョンは、「なぜ高血圧症が増加しているのでしょうか」のように、学生が自分なりの答えを自由に述べることができる発問です。学生に深く考えさせるためには、オープンクエスチョンが効果的です。

表 5-1　さまざまな種類の発問

発問の種類	例
基礎知識	高血圧症の診断基準とはどのようなものでしょうか
動機や原因	どのような状況で血圧の値が上昇するのでしょうか
比較	高血圧症になる人とならない人にはどのような違いがありますか
発展	この授業で私が説明したこと以外に高血圧の原因はありませんか
因果関係	食生活の欧米化は、身体にどのような影響を与えていますか
優先順位	高血圧症の治療法のなかで最も有効な方法は何でしょうか
仮説	生活習慣が改善されれば、高血圧になるリスクが抑制されますか
行動	高血圧症を予防するために国の政策で何をすべきでしょうか
総括	Aさんの生活習慣の事例からどのような教訓が得られますか

デイビス (2002)、p.102 を参考に筆者作成

2 発問を明確に与える

　複雑な発問や曖昧な発問をすると，学生は混乱してしまいます。何を問われているのか学生が理解できるようにしましょう。

　そのためには，一度につき1つの発問を与えることです。教員はさまざまなことを学生に考えてほしくなりますが，一度に複数の発問を与えられると学生は何を問われているのかわからなくなってしまいます。

　また，発問は簡潔な表現にすることが重要です。学生が何度も確認しないとわからないような長く複雑な発問はよいとはいえません。発問の答えが複雑になったり多様になったりするのはよいことですが，発問自体は簡潔にすべきです。

　教員が明確であると思っている発問でも，学生にとっては不明確な場合があります。学生側に専門用語などの前提知識が足りない場合も想定して，わかりやすい言葉で発問しましょう。また，聞き手が何通りにも解釈できるような言葉は使用しないようにします。たとえば，「どうして」という言葉には，「なぜ」と「どのような方法で」という2つの解釈があります(野口 2011)。学生に誤解を与えない言葉を使用しましょう。

　授業がはじまってから発問を考えていては，明確に発問できないかもしれません。慣れないうちは授業前に重要な発問を準備しておくとよいでしょう(塚本 2013)。

3 考えるための時間を与える

　「このような生活習慣病がなぜ起きるのでしょうか」と発問した後，間をおかずに「その原因となる生活習慣は複数存在しています。第一に……」と教員が説明してしまっては，学生自身が考える機会が失われてしまいます。経験が浅い教員にとって，沈黙の時間は落ち着かないものかもしれませんが，単なる沈黙ではなく学習を促す時間であることを理解しましょう。学生が考える時間をしっかりと確保します。

ある程度時間をとれば，自発的に発言する学生も出てくるかもしれません。自発的に発言する学生に対しては，その行為自体をほめることで授業のなかで発言しやすい雰囲気をつくることができます。また，学生からの意見や質問に対してすぐに答えて終わりにせずに，「同じような意見をもっている人はいませんか」とほかの学生を巻き込んでいくことも効果的でしょう。

4 適切な指示を与える

重要な発問の後には，具体的な指示を与えましょう。たとえば，「高血圧症の患者と低血圧症の患者では，それぞれどのような症状観察や生活上の注意が必要でしょうか」という発問の後に，「症状や注意点をノートに書きましょう」や「それらについて隣の学生と議論しましょう」などの指示を与えましょう。

また，「収入と健康は関係していると思いますか」という発問の場合，考える時間の後に「収入が高い者ほど健康であると考える人は手を挙げてください」という指示を学生全体に与え，「そのように考えた根拠を教えてください」とつなげることができます。発問を指示と組み合わせて使用することで，学生の学習を深めていくことができるのです。

教員の発問に対して一部の学生しか自発的に発言しない場合には，教員はほかの学生を指名し回答を促すことも大切です。なぜなら，一部の学生にのみ頼っていては，学生全体の学習の状況は把握できず，それ以外の学生は自分が発言する必要はないと判断し自分で考えなくなるかもしれないからです。

学生を指名する場合，無作為に指名してもよいですが，表情，ノートの記述，これまでの学習の理解度などから，意図的に指名してもよいでしょう。経験豊富な教員は，無作為の指名と意図的な指名を発問の内容によって使い分けているといわれています（Nilson 2010）。教員による指名は，学生に自分もいつ指名されるかわからないという緊張感をもたせ

ることができます。

4 枠組みに沿って発問する

複数の発問を組み合わせることで学生の学習を効果的に促すことができます。ここでは，問題解決，**体験学習**，学習目標設定の場面において役立つ発問の枠組みを紹介します。

1 発問で問題解決につなげる

看護教育において学生は単に知識を記憶するだけでなく，知識を活用する力を身につけることが求められます。問題解決は，知識の活用の1つであり，看護師として求められる能力です。問題解決につなげるのに役立つ基本的な枠組みとして，**表 5-2** のように問題共有，原因探索，解決策の立案，意思決定という4つのステップを経るというモデルがあります (堀・加藤 2008)。このステップに沿った発問を通して学生に考えさせることで，学生がどの段階でつまずいているのかがわかり，どのような指導が必要なのかが明確になるでしょう。

2 発問で体験を学習につなげる

演習や臨地実習において，学生には，体験の振り返りを通して学習することが期待されています。体験を振り返り，学習につなげるのに役立つ枠組みとして，**リフレクティブサイクル**があります (Gibbs 1988)。

表 5-2　問題解決につなげる発問

①問題共有	何が問題になっているのでしょうか？
②原因探索	問題の原因は何でしょうか？
③解決策の立案	どのような解決策がありますか？
④意思決定	解決策のなかでどれが最良の案でしょうか？

リフレクティブサイクルは，**表 5-3** のように記述・描写，感覚，評価，分析，結論，行動計画の 6 つのステップを経るというモデルです。発問を通して 6 つのステップで学生に体験を振り返らせることで，具体的な体験を次からの実践に役立つ指針につなげることができます。

3 発問で目標を行動につなげる

臨地実習などにおいては，学生が自ら目標を設定して行動することを期待する教員は多いでしょう。学生に目標を立てさせ，それを実行させるのに役立つ枠組みとして，**コーチング**♪において活用される **GROW モデル**♪があります。GROW モデルは，**表 5-4** のように目標設定 (Goal)，現状・資源把握 (Reality/Resource)，方法の選択 (Options)，目標達成の意思確認 (Will) という 4 つのステップで話を進める方法です。このステップに沿って教員が発問することで，学生自身が目標を設定し行動していくことを支援できます。

表 5-3　体験を学習につなげる発問

①記述・描写	何が起こりましたか？
②感覚	そのとき，あなたはどう思いましたか？
③評価	何がよくて何が悪かったのですか？
④分析	こうなってしまった原因は何でしょうか？
⑤結論	今回の場合は，どうすればよかったのでしょうか？
⑥行動計画	次からはどうすればいいのでしょうか？

表 5-4　目標を行動につなげる発問

G	目標設定	あなたの達成したい目標は何でしょうか？
R	現状把握	現在，どのような状況にありますか？
R	資源把握	何があれば目標を達成できますか？
O	方法の選択	どのような方法で目標を達成しますか？
W	目標達成の意思確認	いつから行動する予定ですか？

| コラム | 発問は日常の身近な内容から |

　筆者は以前から発問を計画し学習指導案を作成していましたが，当初，学生の考える時間や回答時間を考えていませんでした。学生の回答がないときには，「わかりませんか」といって自分で回答し説明をしていました。授業時間内に説明したいことを盛り込み過ぎていたのかもしれません。これでは発問の意味がないと感じ，回答時間を考えて学習指導案を作成し直しました。

　学習指導案を作成し直すことで回答時間は確保できましたが，次は発問の仕方の難しさに直面することになりました。具体的には，精神看護学の授業で「こころを英語でいうとどんな単語がありますか」など基礎的な知識を問うときには学生から回答を得られやすいのですが，「幻覚にとらわれていると日常生活ではどんなことに困ると思いますか」などの発展的な発問では，イメージがつかない様子で「わかりません」と言う学生や首を傾げて何も言わない学生がみられました。そして，学生から回答を得られないと「それでは次の○○さん……」と次々に学生を指名していました。学生は自分がわからない，あるいは答えなければ次に回ると思ったのか，黙ってしまうことが多くなりました。

　そこで，「日常生活と一言で言ってもいろいろありますね。日常生活とは何を指しますか」と学生が比較的イメージしやすい発問からはじめ，回答を得た後でさらに「幻聴にとらわれているとどう困るのか考えてみてください。周りの人と少し話し合ってみてください」と踏み込んだ発問をしたうえで指示するようにしました。このように発問を2段階に分けてみると学生も考えやすいようで，さまざまな回答が得られるようになりました。

　これらのことから，学生が段階的に，スムーズに思考できるように発問の仕方を工夫することが重要だといえます。　　　　　　(森千鶴)

6章 スライドを活用する

1 スライドの特徴を理解する

❶ スライドの強みを知る

　プレゼンテーションソフトで作成したスライドを，スクリーンや大型モニターに投影しながら授業を進める光景が最近では当たり前になりました。授業にスライドを用いることには，次のような利点があります (Davis 2009, Light ほか 2009, 佐藤編 2017)。

- 文字情報のみならず，イラストや動画，アニメーションを使って視覚的に理解させることができる
- 板書と比較して瞬時に内容を提示することができる
- スライドの投影資料と同じものを，データあるいは紙媒体で学生に配付できる
- やむを得ず欠席した学生に配付資料として渡せる
- 修正と管理が容易であり，次年度以降も活用しやすい

　スライドは工夫次第で，学生の関心を高めることができます。たとえば，スライドで問いを示し，学生にその問いを考えさせ，次のスライドで答えを即時に示すといった使い方などもできるため，刺激的な授業を展開することができます。

2 スライドを活用する際の課題を理解する

学生はスライドを活用した授業を好むという研究 (Frey and Birnbaum 2002) がある一方で，教員のスライドの使い方に不満をもつ場合もあります。授業でスライドを用いることには，次のような課題もあります (Exley and Dennick 2009，池田ほか 2001，佐藤編 2017)。

- 学生が受動的になりやすい
- スライドの順番に沿って授業を進めるため，予定調和になりやすい
- 授業の進行が速くなりやすい
- 大量の学習内容を詰め込む傾向がある
- 個々のスライドの関係性や全体の構造がみえにくい
- 機材トラブルで提示できない可能性がある
- 部屋を暗くしなければならない場合がある

3 授業は研究発表とは異なる

スライドは学会などでの研究発表でも用いられますが，授業で活用する際には異なった活用方法が求められます。研究発表と授業では**表 6-1**のように，対象や目的が異なっています。研究発表で活用したスライドを授業でそのまま活用しても，学生の学習を促すことができるわけではありません。

研究発表では，限られた時間のなかで，効率的に研究の目的や方法，

表 6-1　研究発表と授業でのスライドの違い

	研究発表	授業
対象	研究者 (専門家)	学生 (初学者)
目的	知の共有・活性化	学習
構成	目的・方法・結果・考察	導入・展開・まとめ

結果，考察をほかの研究者に伝えることが求められます。しかし授業では，関心の高い学生もいれば，そうでない学生もいます。また学生の知識量にも差があります。そのため，研究発表とは異なる方法でスライドを活用する必要があるのです。

4 マルチメディア教材の原理を理解する

　スライドを活用した授業では，スクリーンに投影した画像や文章，教員の口頭による説明などをうまく組み合わせる必要があります。その際に参考になるのが，教育学の実証研究に基づいて作成された効果的なマルチメディア教材の7つの原理(**表6-2**)です(Mayer 2001)。みる，読む，聞くという学生の活動をどのように組み合わせたらよいのか，また学習を阻害するものをどのように減らしていくことができるのかが，この原理を通してわかるでしょう。この原理は，授業のなかで板書する場面，映像を流す場面，**eラーニング**を活用する場面などにも役立つでしょう。

表6-2　効果的なマルチメディア教材の7つの原理

原理	説明
マルチメディアの原理	文章だけよりも，画像がついているほうがよい
空間近接の原理	関連する画像と文章は，近くに配置したほうがよい
時間近接の原理	関連する画像と文章は，同時に提示したほうがよい
一貫性の原理	無関係な文書や画像は削除したほうがよい
モダリティの原理	スライドのなかで画像を文字で説明するよりも，画像を口頭で説明するほうがよい
冗長性の原理	画像に対する文字による説明と口頭による説明を両方するよりも，口頭による説明だけのほうがよい
個人差の原理	知識が少ない学習者や空間認知能力の高い学習者に学習の効果が高い

Mayer (2001), p.184 より筆者作成

2 スライド作成の基本を身につける

1 学習目標に沿って全体の構成を考える

　1枚1枚のスライドを作成する前に，まず学習目標をもとにスライド全体の構成を考えていきます。個別のスライドからつくりはじめてしまうと，全体の構成を維持したり前後のつながりをもたせたりすることが難しくなります。また，学習目標とは関係のない情報を組み込んでしまう危険性があります。

　全体構成を考える際は，パソコンではなく，自由度の高い手作業ではじめてもよいでしょう (宮野 2013)。たとえば，必要な要素をノートなどに手書きする，必要な要素を大きめのホワイトボードに書き出す，必要な要素を書きとめた付箋をホワイトボードに貼り付けるなどです。

2 提示する情報を厳選する

　全体の流れが決まったら，次は個別のスライドの作成です。教えるべきことがたくさんあるからといって，1枚のスライドに情報を詰め込んでしまっては，学生が学習内容を理解できないでしょう。学習目標に照らし合わせて，提示する情報を厳選します。また，厳選した情報を長文で提示するのは適切ではありません。箇条書きにしたり，キーワードのみを提示したりするようにしましょう。

　授業で説明する際には，スライドにある文章などを棒読みしないように気をつけましょう。また，説明している内容の具体例や内容間の関係性，内容に関連した教員の臨床での経験などを口頭で伝えましょう。

3 視覚的に理解できるようにする

　一般的にスライドは，文章よりも表，表よりも図や写真で示すのに適

しています。そのほうが視覚的に理解しやすく，記憶にも残りやすいからです。人体の構造や看護の実践場面を具体的にイメージさせるために，イラストや写真をスライドに組み込んでみましょう。

3 わかりやすいスライドを作成する

◼ みやすいフォントを選択する

フォント(書体)を選択する際に注意すべき点は，書類に向いているフォントとスライドに向いているフォントは異なるということです。一般に，フォントの種類は，可読性と視認性を意識して選択します(高橋・片山 2014)。可読性とは，文章や単語をスムーズに読めるかという読みやすさのことで，視認性とは，文章や単語が目につくかという，文字の目立ちやすさのことです。

報告書などの長い文章を読ませたいときには，可読性の高い**明朝体**と**セリフ体**が適しています。しかし，スライドでは短い文章や単語を目立たせる必要があるので，視認性の高い**ゴシック体**と**サンセリフ体**が適しています(図6-1)。

◼ フォントのサイズと行間に注意する

適切なフォントのサイズは，24〜40ポイントです。フォントのサイ

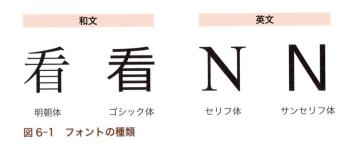

図6-1 フォントの種類

ズに自分なりの制限を設けることは，情報を厳選することにもつながります。また，フォントのサイズを重要度で分けてもよいでしょう (高橋・片山 2014)。たとえば，標準のフォントのサイズを 24 ポイントとし，強調したい場合は 32 ポイントを使うようにするという基準を設けます。大きくすることに限界があれば，太くしてもよいでしょう。

　文字は大きいほうが読みやすいのは確かですが，実際の教室の規模やスクリーンの大きさも関係します。実際に，自分の目で確かめることが大切です。

　また，フォントの種類や大きさは適切なのに，読みにくいスライドを目にしたことはないでしょうか。多くの人が軽視しがちなのが，行間です。情報量を多くしたいからといって行間を狭くしすぎないようにしましょう。

❸ 適切な配色を選択する

　日本人男性の 5%，女性の 0.2% が色覚特性をもっているといわれています。40 人の授業であれば，色覚特性をもつ学生が数人いてもおかしくありません。色によって強調部分を表現したり，違いを表現したりする場合もあるかもしれませんが，多様な色の使用はできるだけ避けましょう。

　色の違いを表現したい場合は，暖色系の色と寒色系の色を組み合わせること，明度に差のある色を組み合わせることが必要です。自分の作成したスライドが，色覚特性をもつ人にどのようにみえるのかを確認できるウェブサイトもあります。また，配付資料として白黒印刷をした場合の色の出方を確認しておくことも大切です。

❹ 無意味な視覚情報は学習を妨げる

　学習内容に無関係なイラストやアニメーションは学生の興味や学習の

助けにはなりません (Bartsch and Cobern 2003)。スライドの背景も極力簡素にすることが原則です。**表 6-3** は，スライドを作成する際に，気をつけるべき項目です。

5 レイアウトを工夫する

　フォント以外に，レイアウトについても意識しましょう。まったく同じ内容であってもレイアウトを工夫するだけでわかりやすいスライドになります**(図 6-2)**。レイアウトの基本原則は，揃える，まとめる，余白をとる，コントラストをつけるの 4 つです (高橋・片山 2014)。

(1) 揃える

　文頭を揃えたり，図や写真の位置を揃えたりするなど配置に気を配ります。文字や図がバラバラに並べられていると，どのような関係があるのかがわかりにくくなります。

(2) まとめる

　関連性のある情報は，近づけて配置します。関連性を直感的に理解することが容易になるからです。また，近づけるだけでなく，関連性のあるものに対して同じ色を使うことでも，2 つの情報の関連性を示すこと

表 6-3　スライド作成時のチェックリスト

- ☑ 基本的には箇条書きで表現されている
- ☑ 図解できるところは箇条書きを避けている
- ☑ 文字や図表に影やグラデーションをつけていない
- ☑ 説明の内容と関係のあるイラスト以外は入れていない
- ☑ 強調部分の形，大きさ，濃淡，色，位置を変えている
- ☑ 文字が多いスライドは基本的には左揃えにしている
- ☑ 視認性の高いゴシック体やサンセリフ体のフォントを中心に用いている
- ☑ 文字の大きさは 24 ポイント以上である
- ☑ 1 つの色に 1 つの意味というルールを守っている

佐藤編(2017)を参考に筆者作成

図 6-2　スライドのレイアウトの工夫

ができます。

(3) 余白をとる

　文字とスライドの端，文字と文字，文字と図の間に余白をとるようにします。文字とスライドの端の間に余白がほとんどなかったり，文字と図の間に余白がないと，読みにくくなります。

(4) コントラストをつける

　学生が重要な点を理解しやすいように，文字の太さ，サイズ，色を変えて重要な点を強調します。強調したい箇所に，下線を引いたり，斜体を使ったりすることがありますが，あまり多くの工夫を盛り込むと，かえって読みにくくなるので注意しましょう。

4 スライドを活用した授業の工夫

1 学生の参加を促す

　スライドの長所には，次のスライドに対して期待感をもたせることができるという点があります。つまり，次のスライドに移る前に，次のスライドで説明する内容を少し話したり学生に予想させたりすることで，次のスライドに学生の注目を集めることができるのです（デイビス 2002）。たとえば，解答のスライドを提示する前には，「次の4つのうち，貧血の定義として正しいのはどれでしょうか」や「自分のことを積極的に話してくれない患者さんにどのようにかかわりますか」といった**発問**を通して，学生に考えさせたり，意見を述べさせたりしてもよいでしょう。

　発問して学生に考えさせる際には，**クリッカー**や携帯電話などのツールを用いる教員もいます。教員がスライド上に問題を提示し，学生にツールで解答を選択させ，学生の解答結果の分布をスライド上で提示するといった方法です。そのようなツールを用いると，学生の参加を促すだけでなく，学生全体の理解度を把握できます。

2 ショートカットキーを活用する

　プレゼンテーションソフトにはさまざまな便利な機能があります。その1つがショートカットキーです。授業で使えるショートカットキーと

して，スライドの移動，スライドへの書き込み・消去，画面の切替などがあります。

　前のスライドに戻って説明したい場合や質問のあったスライドに戻りたい場合，スライドの番号がわかっていれば，ショートカットキーですぐにそのスライドに移動することができます。スライドの番号がすぐにわかる資料を手元に置いておくとよいでしょう。1枚ずつ送って該当のスライドを探していると，時間がかかり，学生の集中が途切れてしまいます。

　ペン機能で，スライドにその場で書き込みをすることもできます。また，重要な語句にアンダーラインを引いたり，関連する語句を書き込んだりすることもできます。スライドに書き込みをすることで，学生に注目してほしい箇所を視覚的に伝えられるだけでなく，授業に臨場感をもたせることができます。たとえば，打診方法の写真をスライドに組み込んで投影している場合，示指と中指を丸で囲みます。

　また，教員の話やグループワークに集中してもらいたいときには，ショートカットキーを使って，スクリーン(画面)を黒または白に切り替えます。

　入力するキーは，プレゼンテーションソフトの種類によって異なります。**表6-4**は，PowerPoint® を使用して，スライドを投影している際に使えるショートカットキーの例です。自分の使用しているプレゼンテーションソフトではどのキーが対応するのかを確認しておきましょう。

3 配付資料を工夫する

　スライドを印刷して配付すると，授業の流れが先にわかってしまうため学生の意欲を低下させてしまう可能性があります。そのため，配付資料は用意しない，もしくは授業の最後に配るほうがよいという意見もあります。一方で，メモをとるためには手元にスライドと同じ配付資料があると記入しやすいという意見もあります。どちらを選択したほうがよ

表 6-4　ショートカットキーの例（PowerPoint® の場合）

	機能	ショートカットキー	覚え方
移動	次のスライドに進む	N, Enter または Space	Next の N
	前のスライドに戻る	P, BackSpace	Previous の P
	指定したスライドに移動	移動したいスライド番号＋Enter	
書き込みと消去	矢印をペンにする	Ctrl＋P	Pen の P
	ペンを矢印に戻す	Ctrl＋A	Arrow の A
	書き込みの一部を消す	Ctrl＋E	Eraser の E
	書き込みすべてを消す	E	Eraser の E
画面の切替	画面を黒にする	B	Black の B
	画面を白にする	W	White の W

いかは，学習目標や学生の理解度，授業の内容によります。

　スライドの投影資料と配付資料は，必ずしも一致させる必要はありません。発問に対する解答の部分を配付資料では空欄にしておいて，授業中に記入させるのもよいでしょう。また，配付資料は投影資料の重要な箇所だけに限定し，学生がメモをとれるようにあえて空欄を設けてもよいです。投影資料にはあって配付資料にはないスライドには印をつけるなど，学生にわかるように工夫をしましょう。学生が混乱しないように，「この投影資料は配付資料にはありません」と伝えたり，「配付資料にはないスライドには星マークがついています」などと，授業のルールとして事前に伝えるようにします。

7章 板書で学習を促す

1 現代の板書の意義を理解する

❶ 板書を工夫しよう

　明治時代に日本の学校に導入された黒板は，学校教育の定番になっています。現在も，ほとんどの教室において黒板もしくはホワイトボードが用意されているでしょう。しかし，プレゼンテーションソフトで作成したスライドが使われるようになり，板書のみで授業を行う教員は少なくなってきています。

　板書の活用方法は時代とともに変わってきています。かつて板書は，**教科書**をもっていない学生に教員が情報を伝達するために活用されていました。近年は，スライドと併用したり，学生の意見を可視化したり，学生の思考を整理したりするなど，効果的な板書の活用方法もみられるようになってきています。

❷ 板書の強みを知る

　板書には，次のような利点があります(沼野 1968，石田 1987，Davis 2009 など)。

- 教員も学生も容易に活用できる
- 学生からの意見などをすぐに付け加えたり，消したりすることができる

- 書きながら説明することができる
- 状況にあわせて内容を変更することができる
- 広いスペースに書くことができる
- 授業をゆっくり進められる
- 部屋を暗くせずにすむ

　板書は学生の理解度や興味に応じて臨機応変にその場でつくりあげることができます。この特徴を理解して，板書を活用していくことが求められます。

3 スライドと併用する

　スライドと板書のどちらかのみを使用するのではなく，それぞれの特性を活かして両方活用してもよいでしょう。スライドは瞬時に次の情報を提示できます。しかし，複数のスライドを同時に提示できないため，前のスライドが重要な情報だとしても，常に提示しておくことはできません。このようなスライドの弱点を補うために，スライドを切り替えながら学習内容を説明する一方で，学生に常に念頭においてほしい学習目標，キーワード，授業の構成，概念の定義，公式などを黒板に記しておきます。ただし，教室によってはスクリーンの後ろに黒板があるなど，併用が難しい場合があるため，事前の確認が必要です。

2　板書の基本を理解する

1 板書に計画性をもつ

　授業中にどのように板書をしていくのかを計画しましょう。具体的には，板書する内容，板書の配置，色などです。
　多くの学生は，黒板やホワイトボードに書かれた内容をそのまま自分

のノートに写します。教員の頭のなかが整理されていない状態で板書をすると，学生の学習を混乱させてしまいます。そのため，板書をする前には，最終的に板書される内容をイメージしておくことが重要です。

　授業のなかでの板書のルールも明確にしておきましょう。たとえば，重要な内容を強調する場合，あるときはアンダーラインを引いたり，あるときは囲み線を引いたり，あるときは色を変えたりするなど，強調する方法が混在すると学生はどれが重要なのかわからなくなります。また，矢印を使用する際には，順序を示しているのか，因果関係を示しているのかなど，学生が理解できるよう説明を加える必要があります。

2 板書の配置を工夫する

　黒板を1枚としてとらえるのでなく，いくつかのスペースに分けて活用すると効果的です。たとえば，黒板の左側に授業の学習目標，全体構成，キーワードを書くことが一般的です。

　また，黒板のスペースを2分割や3分割して書いていくほうが，内容が整理され学生もノートがとりやすくなります。たとえば，ある問題に対する賛成意見と反対意見を対比させたい場合には，左側に賛成意見，

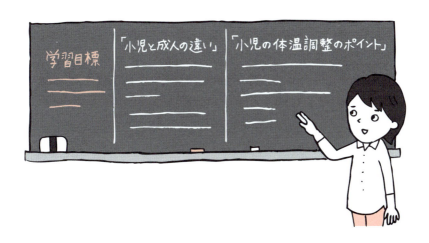

右側に反対意見を板書すると，わかりやすく整理することができます。

❸ 文字の大きさと色に配慮する

　文字は，小学校の低学年では 20 cm×20 cm の大きさで，高学年では 10 cm×10 cm の大きさで，漢字は大きくひらがなは小さく書くことが推奨されています。これらの大きさは 1 つの目安となりますが，小学校の教室はある程度均一の広さであることに注意する必要があります。看護教育機関，とりわけ大学の場合，大講義室などの広い教室もあるため，一概に文字の大きさの目安を示すことはできません。授業の途中で教室の後ろから自分の板書をみたり，また後ろのほうの座席の学生に「読めますか」と確認したりして，適切な文字の大きさや濃さに気を配りましょう。

　また，色覚特性をもつ学生が一定の割合で存在することも理解しておきましょう。黒板に書かれた赤チョークの文字をほとんど認識できない学生もいます。文字は白チョークを中心に書きましょう。

❹ ノートをとる学生を意識する

　板書に対する学生の不満に「ノートをとる時間がない」というものがあります。すでに内容を理解している教員と，はじめてその内容を学習する学生とでは当然，理解の速度は異なります。区切りのよいところでノートをとるための時間を設けたり，板書を消す前には消してもよいかどうかを確認したりしましょう。

　板書をするときには，どの学生からも板書がみえるように配慮しなければなりません。身体を黒板と平行にして立つのではなく，四分を黒板に，六分を学生に向かって身体を開くようにして立つ**四分六の構え**を意識するとよいでしょう（大西 1987）。

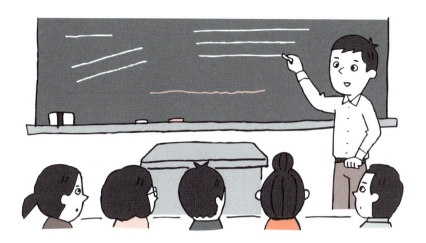

表 7-1　板書のチェックリスト

- ☑ 文字の大きさは適切か
- ☑ 色チョークは必要最低限にとどめているか
- ☑ 図や表を適切に活用しているか。図解できるところはないか
- ☑ 話すときに黒板ばかりみていないか
- ☑ 学生がノートをとる時間をとっているか
- ☑ 学生にとって板書がみえやすい位置に立っているか

❺ 自分の板書を振り返る

　自分の板書を振り返るために，授業終了時にまずは教室の後ろから板書を消す前の黒板をみてみます。自分の振り返りのために，写真に撮っておいてもよいでしょう。また，学生がとったノートを借り，学生がどのように書き写しているかを確認するのもよい方法です。

　表 7-1 に，板書や板書時の立ち振る舞いを確認する際に役に立つチェックリストを紹介します。

3 板書で学生の学習を促す

1 学生の理解を補完する

　板書は教員の口頭での説明を補完する役割があります。たとえば，「迷走神経反射」や「急性冠症候群」などの聞き取りにくい用語や，授業ではじめて使う用語，キーワード，同音異義語は言葉だけでは伝わりにくいため，板書しておくと学生の理解を補完することができます。

2 学生の思考を整理する

　板書によって学生の思考を整理することができます。特に，疾患と症状の関係，家族構成などは，黒板上で矢印などの記号を使用して関係性を図示することで，学生の思考を整理できます。そのためには，教員自身が明確に授業内容を整理しておき，どのように板書するのかをあらかじめ考えておく必要があります。

3 内容を整理して図示する

　説明している内容を図で表現すると，学生は直感的に理解することができます。図で示す際には，**インフォグラフィック**♪という考え方が参考になります。インフォグラフィックとは，情報を構造化して相手に示すという考え方で，板書のみならずスライドを作成する際にも活用できます。

　たとえば，感染症を教える場面を考えてみましょう。SIRS（全身性炎症反応症候群）と敗血症の関係を説明する際には，**図 7-1** のようなベン図が学生の頭を整理する点で有効といえます。

　授業で知識を整理する際に用いられる図にはベン図以外にもさまざまなものがあります**（図 7-2）**。学生の理解を促すように適切なものを活用しましょう。

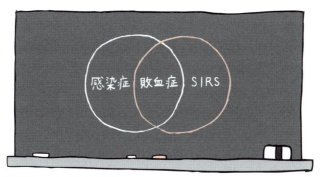

図 7-1　ベン図の活用法

目的	図解の例		
構成要素や成立条件を示す	サテライト型 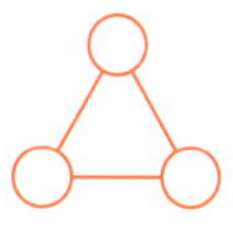	ベン図 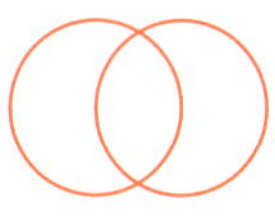	蜂の巣型 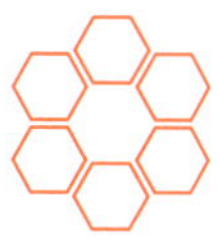
複数の事柄を比較する	マトリクス型 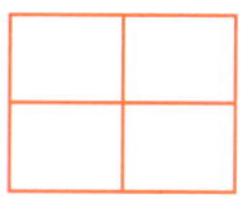	2軸マップ型 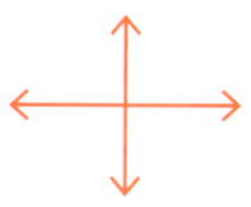	テーブル型（表） 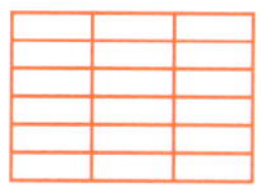
課題と解決策、プロセスを示す	チャート型 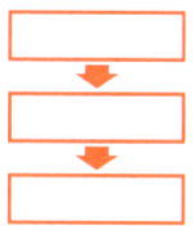	プロセス型 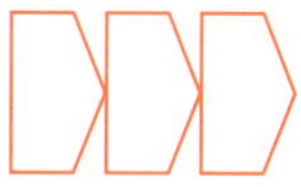	サイクル型 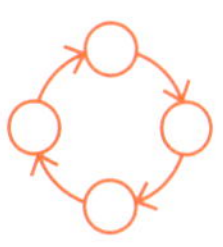
階層やレベルの違いを示す	ピラミッド型 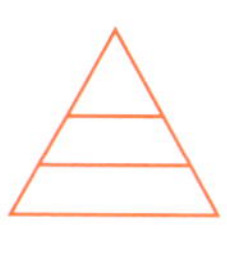	ドーナツ型 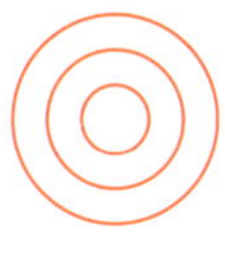	ツリー型 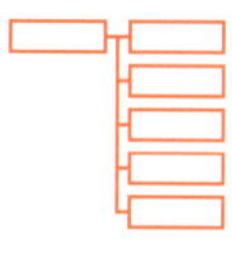

図 7-2　図解の種類

櫻田(2013)より筆者作成

4 学生と板書をつくる

❶ 学生の意見を板書する

　板書は教員が準備した内容を書くだけのものではありません。学生とともに板書をつくることもできます。

　教室全体でのディスカッションなどでさまざまな意見を求める場合，学生の意見を板書してみましょう。学生の意見を板書すると，学生は何について話しているのか理解しやすいため，議論の流れに沿った発言を促すことができます。また，議論を締めくくるときにも，板書した内容を整理することで，全体をまとめることができます。

　学生の意見を適切に板書するためには，発言を場当たり的にただ板書するのではなく，事前に学生の発言を予測しておくことが重要です。学生の意見を事前に予測し，どの位置にどのような意見を板書するかを決めておきます。発言の種類により板書する位置を変えることで，学生は議論の内容を整理することができます。また，発言の内容をカテゴリー化し，それぞれのカテゴリー間の関係性を矢印や図で示すと，学生の思考を構造的に明示することができます。

　ディスカッションを活性化するための板書の工夫として，以下のものがあります。

- すべての意見を尊重して書く
- 誰の意見であるのかを示さない
- 対立する意見を色分けする
- 類似した意見を近くに書く
- 学生の個性的な表現を尊重する
- 長い発言の場合は要約したものを学生に確認して書く

2 学生が板書をする

　学生の発言を教員が板書する以外に，グループで学生が板書することもあります。グループごとに板書する場合には，黒板を分割したり，壁に貼れるホワイトボードシートや模造紙を用いたりしてもよいでしょう。学生に板書させる際には，時間配分を明示する，段階的に指示を出す，グループ内の役割を明確にするなどの工夫をしましょう。

　グループで板書する技法として，ここでは**ラウンド・テーブル**と**コンセプトマップ**を紹介します。

(1) ラウンド・テーブル

　ラウンド・テーブルは，アイデアを広げるための学習活動の1つです（バークレイほか 2009）。まず，「背部の疼痛から考えられる疾患は何でしょうか」のような問いを学生に提示します。次に，学生はその問いに対して個人で考えた後，グループのなかで発表の順番を決め，順番に考えや意見を書き出していきます。10〜20分程度に時間を設定し，何周か続けてみましょう。よりアイデアが広がるように，発言は自由にできること，他人の意見を批判しないこと，他人のアイデアに付け加えてよいことの3つをルールとします。このとき，学生自身がホワイトボードや模造紙に発言を板書し，後でその板書をみながら全体で共有します。

(2) コンセプトマップ

　コンセプトマップは，キーコンセプトを中心に，コンセプトとコンセプトの関係性を矢印などで図示するツールです（Novak 1990）。学習を振り返るツールとしても活用されています。コンセプトマップは，1人で作成することもできますし，4〜5名のグループで作成することもできます。

　たとえば「眼の疾患」をテーマにしたコンセプトマップを作成する場合，「眼で学習したこと」を中心に，そこから連想される疾患（白内障，

緑内障，糖尿病網膜症）や，症状（眼精疲労，失明），原因（眼圧，血糖値），治療法（メガネ，人工透析）などのコンセプトを矢印と動詞で結んでいきます**(図 7-3)**。学生がすでにもっている知識や経験と授業で学んだ新たな知識とを矢印と動詞で結ぶことで，知識を構造化することができます。

看護教育において，コンセプトマップと似たものとして関連図があります。関連図は，患者に関する情報を視覚的に把握し，看護上の問題点を抽出するために作成されるものです。関連図とコンセプトマップは，

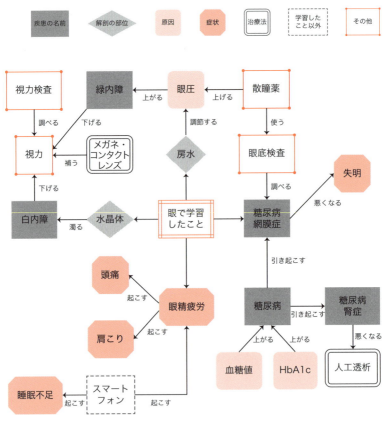

図 7-3 「眼の疾患」に関するコンセプトマップの例

病気の機序を図示する点で共通していますが，関連図は患者の年齢や性別，社会的役割，疾患に対する理解や要望などの情報や看護上の問題を含める点で異なります。

8章 さまざまな教材を活用する

1 適切な教材を選択する

1 授業に活用できる教材は多い

　教材といわれて何を思い浮かべるでしょうか。まずは**教科書**を思い浮かべる人は多いでしょう。それだけではありません。参考書，雑誌の記事，模型，映像，練習問題，**ペーパーペイシェント**，**模擬患者**，ワークシートなども学生の学習を促す教材になります。

　また，教材として作成されていないものも，活用次第で教材になりえます。たとえば，臨床で用いる実際の医療器具などです。また，闘病生活を題材とした小説や映画なども教材になります。気づきにくいかもしれませんが，学生や教員も生きた教材です。

2 3つの観点から教材を選択する

　授業に活用できる教材は多いため，教員はそれらを上手に組み合わせる必要があります。さまざまな教材があるため選択に迷うかもしれません。下記の3つの観点から適切な教材を選択しましょう。

(1) 学習目標に合っているか

　学習目標は授業が進む方向を示すものです。常に方向を確認しながら，学習目標を達成できるように教材の準備を進めましょう。教材の選択に迷ったら，その教材を使って学生にどのような学習をしてほしいの

か，その教材を通して学生は何を身につけることができるのかという点を意識しましょう。

(2) 授業のなかでどのような役割をはたすのか

内容の提示には教科書を，学習活動にはワークシートをというように，数種類の教材を用意することはよくあります。複数の教材を利用するときは，授業の構成に沿って，その時々の教材の役割を明確にしましょう。

(3) 情報量が適切かどうか

学生に提示する情報は厳選し，大事なものを引き立てましょう。どのように学習したらよいのかということも学生に考えさせたい場合は，情報量を多くするのも1つの手段ですが，専門の知識やスキルを限られた時間で効率的に学習させるには教員にとっても学生にとっても負担になります。

3 著作権に配慮する

教材を活用する際には著作権に配慮する必要があります。大学や専修学校などを含む学校は，授業で必要だと思われる範囲において公表された著作物を利用できます。これは，著作権法第35条にて示されています。著作権法第35条にて示された範囲内の利用は，下記の場合に当たります(著作権法第35条ガイドライン協議会 2004)。

- 公表された著作物であること
- 授業を実際に担当する教員と当該科目を受講する学生が利用すること
- コピーは授業に必要な部数にすること
- 著作者の意図に反する改変や編集，著作権表示の消去・改ざんを

行わないこと
　- 出所を明示していること

　学生が調査した結果を授業内で発表する際も，上記で触れた範囲内での利用が可能です。用いた情報の出所を明示する，コピーする場合は授業に必要な枚数にとどめるなど，著作権への配慮について，発表の前に学生に知らせておく必要があります。

　教員自らが撮影した情報を教材に活用する場合，あらかじめ撮影される側に趣旨を伝えて教材としての使用許可を得たり，肖像権の問題がないかを確認したりすることも大切です。

2 教科書を活用する

1 教科書の特徴を理解する

　教材の代表格といえば教科書です。教科書は基本的に紙媒体で，持ち運びしやすいことも利点です。学習に必要な情報がひとまとまりになっていることから，学生の自学自習も可能です。そのため，授業が終了してからでも実習の直前に復習させたり，実習先に教科書を持参させたりすることもできます。

　また，教科書には看護に必要な専門知識がまとめられているうえ，学生にわかりやすく伝わるように図表やイラストなども充実しています。教科書を用いると重要な内容が抜けることがないため，教員も安心して授業を進めることができます。

　その一方，教科書をどのように授業に活用するかについて悩む教員もいます。特に看護の教科書はページ数も多く，教科書にある内容をすべて丁寧に授業時間内で説明することが難しいことも一因になっているようです。

2 教科書の活用方法を定める

　教科書の使い方にはさまざまな方法があります。教育学では,「教科書を教える」「教科書で教える」「教科書でも教える」といった伝統的な議論があります。その議論のなかでは,特定の教科書だけに頼らずさまざまな教材を活用していく「教科書でも教える」という立場が重要であることが指摘されています(片岡 1990)。

　看護の授業においては教科書を活用する授業が多くありますが,関連する論文や最新の知見を取り入れることも重要です。看護の分野においても,ほかの教材と組み合わせて「教科書でも教える」という立場をとるのがよいでしょう。

　一方,スライドなどを主教材,教科書を補助教材として活用することもできます。まずは,教科書を主教材として活用するか補助教材として活用するかを明確にしましょう。そして,どちらを選択したとしても,活用方法を具体的に**シラバス**に示し,初回の授業において口頭でも説明しましょう。

3 主教材として活用する

　授業の学習目標に合致した教科書があれば,高校までの授業と同様に,主教材として活用することができます。授業を主に教科書の内容に沿って教えていく方法です。教科書に授業内容が示されているので,学生は授業の全体像を把握することができます。ただし,主教材として活用する場合は,用語の定義などは基本的に教科書に従う必要があります。

　授業方法としては,教科書の内容に沿って,教員が要点を説明するのが基本です。学生が理解できるように,重要な内容は板書で補足したり,自らの体験や学生にとって身近な例を話したりします。学生が理解しやすいように,教科書に書いてある順序を変えて説明してもよいで

しょう。

　情報量の多い教科書を使用する際には特に注意が必要です。内容のすべてを網羅しようと早口で説明しても学生は理解できません。教員は教科書のなかの何が重要で，何を授業で取り上げるのかを吟味する必要があります。事前に，授業時間内に扱う内容，授業時間外に学生に学ばせる内容，この授業では扱わない内容というように重要度を3段階に分けておくとよいでしょう。

4 補助教材として活用する

　近年，スライドを中心に展開する授業が増えています。そのような場合，教科書は補助教材として活用できます。基本的にはスライドに沿って授業を進め，スライドでは読みにくい長い文章を読ませるとき，用語の定義や理論を確認するとき，図表や写真を参照するとき，練習問題を解かせるときなどに教科書を活用します。

　また，授業時間外の学習として教科書を読ませる課題を与えれば，授業では予習していることを前提に授業を進めることができます。

　補助教材として活用する場合も，学生が教科書を購入していることに配慮しましょう。「せっかく購入したのに授業ではあまり使わなかった」「毎回持参しているのに使わない日が多かった」という不満が出ないように計画的に活用しましょう。もし，使用頻度が低いと考えれば，学生全員が購入する必要のない参考書として紹介しましょう。

3　配付資料で学習を促す

1 不足する情報を配付資料で補う

　教科書を主教材としている場合，教科書で不足している情報を配付資料で補いましょう。板書や口頭で補足の説明をする場合と異なり，資料

を配付すれば，学生はノートをとる必要がないため，教員の説明をしっかりと聞くことができます。

　また，教科書は発行後の新しい情報が反映されていません。そのような最新情報についても資料を配付しましょう。教科書のみでは学生が理解しにくい場合は，教科書とは異なる書籍や雑誌の記事などを活用することも効果的です。さらに，教科書の記述が臨床でどのように活用されているのかがわかるような事例や練習問題を資料として配付してもよいでしょう。

2 わかりやすい配付資料をつくる

　配付資料は学生にわかりやすいように作成しましょう。配付資料に関して学生からよく聞かれる不満として，「資料が多すぎる」「どの資料をみたらよいのかわからない」「書き込むスペースがない」「白黒印刷なのでグラフがわかりにくかった」といったものがあります。配付資料を作成したにもかかわらず学生が活用できなかったということがないように，以下の点に配慮して配付資料を作成します。

- 授業日，授業名，授業回，資料名などの基本情報を明示する
- 読みやすい文字の大きさにする
- 図表などには番号とタイトルを入れる
- 学生が書き込みできるように余白をとる
- 学生が質問しやすいようにページ番号を入れる
- 関連する教科書の該当ページを入れる
- カラーの資料を白黒で印刷する場合は，適切に読めるかどうか確認する

❸ ワークシートで学習を促進する

　ワークシートを配付することで学習活動を促進できます。ワークシートは，学習活動のなかで学生が書き込みを行う資料です。学生が思考を整理するために書く，学生が気づいた点を書く，振り返りの内容を書くなどのためのものです。また，複数人で学習活動を行う**協同学習**♪でも活用することができます。

　ワークシートは学習活動を促進するだけでなく，学生の学習成果を評価する際にも活用できます。ワークシートを提出させることで，学生の授業の理解度や参加度を評価できます。ワークシートを学生1人ひとりに保管させ，ほかの資料とともに**ポートフォリオ**♪として提出させて，評価に役立ててもよいでしょう。

　効果的なワークシートを作成するためには，何を目的にした学習活動なのかを明確にする必要があります。その学習活動のなかで，学生に何を書かせるのかをはっきりさせます。書く内容を焦点化することで，学生が記述しやすくなるだけでなく，教員もポイントを絞ってその後の学習活動を展開しやすくなります。また，学生が記述しやすいように，キーワード，箇条書き，文章など，書き方を指示したり，文章量の目安として書くための枠を設けたりしてもよいでしょう。

❹ 配付方法を工夫する

　授業全体で学生に配付する資料を1つにまとめた**コースパック**♪を作成し，配付することもできます。授業の各回で配付するのではなく，初回の授業でまとめた形で学生に配付するのが特徴です。コースパックに含める教材として，シラバス，各回の配付資料，レポート課題，文献のコピー，参考文献ガイドなどがあります。はじめて担当する科目でコースパックを準備するのは困難ですが，すでに何回か担当している科目であれば教材のストックがあるため，コースパックを準備するのはそれほ

ど難しくないでしょう。

　コースパックは，教員と学生の双方にメリットがあります。教員は，毎週のように配付資料を印刷したり，授業を欠席して配付資料を受け取っていない学生に対応したりする必要がなくなります。また，学生は授業全体で学習する内容や課題について把握し，前もって学習の計画を立てられるようになります。

　また，**学習管理システム**♪(LMS) を活用して，効率的に資料を配付することもできます。たとえば，授業の1週間前に，資料をオンライン上にアップロードし，学生自身に印刷させます。資料の印刷時間を減らすことができ，学生の予習時間を確保できる一方，学生が授業に資料を持参してこない可能性もあります。

4　リアリティのある教材を活用する

■ 実物や模型を活用する

　本物を想起させるリアリティのある教材は学習者の意欲を刺激します。教室のなかに実物を持ち込むことができるのであれば，学生に直接提示しましょう。そして可能であれば，実際に触らせましょう。写真や映像などではわからない触り心地や重さなどを把握させることができます。たとえば，血圧計の扱い方を身につけさせる際には，教科書を使って説明するより，血圧計の実物を教室に持ち込んで，実際に学生に扱わせたほうがよいでしょう。

　学生自身の身体も教材になりえます。自分の身体を動かして，関節の動き，そのときの筋肉の収縮や弛緩を確かめたり，手で触って皮膚の感覚を確かめたりすることができます。また，聴診器で自分の心音を聞かせたり，腹式呼吸のときに自分の腹部に手を当てることで横隔膜の上下運動を確かめたりすることができます。

　模型も学生の学習を促します。人体のように，外部からは直接みえな

いが，立体的で複雑な構造を学習する際には模型を活用するのが効果的です。看護教育機関には，骨格模型や内臓模型などの模型が備えられていることでしょう。また，演習などで用いられるさまざまなシミュレーターも学習目的で作成された模型です。

　実物や模型をみせる場合は，用意できる数量を把握しておきましょう。学生全員分の実物や模型が用意できない場合は，学習方法を工夫する必要があります。みやすい位置に移動するよう学生に指示したり，書画カメラを活用してプロジェクターに投影したり，教員が持って教室内を回ったりするなどして，全員にみえるようにしましょう。教員が提示するだけではなく，特定の学生を壇上に上げて触らせたり，学生に渡して教室内で回覧させたりしてもよいでしょう。

2 映像教材を活用する

　映像教材は，学生の視覚や聴覚に訴えられるという強みがあります。言葉による説明では理解しにくい学習内容を映像によって補完することができます。

　授業で活用できる映像は，教育用に制作された映像教材だけではありません。市販されている映画などの映像，テレビで放送された映像，インターネット上にある映像，個人で作成した映像などがあります。

　映像教材は学生にとって刺激的な教材になりえますが，授業の学習目標に沿って適切に活用しなければ効果は高まりません。映像教材を活用する際には以下の点に注意しましょう。

(1) 事前に確認する

　まずは，授業前に教室の機器の操作方法を確認しておきましょう。適切な音量も把握しておきましょう。部屋の明るさにも気をつけましょう。部屋が明るいと映像がはっきりと確認できないかもしれません。一方，部屋が暗すぎると，学生がノートをとることができなかったり，眠

くなったりします。

(2) 視聴の目的を伝える

　映像教材を学生に漫然と視聴させてはいけません。映像を視聴させる前には，何のために映像を視聴するのか，どのような視点で映像を視聴するのかを伝えましょう。たとえば，看護技術の動画を視聴させる場合，「看護師と患者の身体の位置に注目してください」「看護師が工夫している点をノートに記しましょう」などと事前に指示しておくと，学生は目的や注意点を意識しながら視聴することができます。また，視聴した後にどのような学習活動があるのかも伝えておきましょう。

(3) 長時間視聴させない

　映像教材は，連続して長時間視聴させないようにしましょう。15分以上にわたって映像を視聴させるのは一般的に効果的とはいえません。授業の学習目標に沿って視聴させる映像を厳選しましょう。映像を途中から活用する場合は，事前に映像の文脈がわかるように説明しておく必要があります。

(4) 学生の状況を確認する

　学生が映像を視聴している間，教員はスクリーンではなく学生の様子を観察しましょう。どのような場面に学生が関心をもっているのかがわかります。また，特に注目してほしい点があれば，「この後の看護師の発言に注目してください」などと補足しましょう。

(5) 視聴後に発問で学習を促す

　視聴後は，映像教材を踏まえて学生の理解を深めていきます。その際に重要になるのが教員の**発問**♪です。映像から何に気づいたのか，映像から何が学べるのか，実習などでどのように役立てることができるのかなどを引き出していきましょう。ワークシートを配付して考えをまとめ

させた後に，ディスカッションさせるなどの方法も効果的です。

❸ 臨床での事例を活用する

　臨床での事例も，学生の学習を促す教材です。学生は講義で学習した知識が臨床でどのように活用されるのか，興味をもっています。臨床で直面する問題状況を示した後に，その状況におかれた場合にどのように対処するかを考えさせましょう。そのような経験を通して，問題発見力や問題解決力の獲得が期待できます。

　シミュレーション教育♪のシナリオなど，看護の臨床でのさまざまな事例がまとめられた書籍や雑誌の特集記事などがあります。書籍によっては，学習目標，事例の与え方，発問の見本，グループワークの進め方などが記されたものもあり，授業に活用する際にはそれらのガイドが役立つでしょう。

　既存の事例教材を活用することもできますが，独自の事例教材を作成して活用するとさらに授業を刺激的にできるでしょう。教員自身の実体験に基づいた事例であれば，教員自身がその事例から学習したことを一人称で説明することができます。また，過去の学生の実習での経験を事例にすることも効果的です。自分と同じ学生の経験ということで，学生は事例を身近に感じるでしょう。

　貴重な体験や事例を効果的な教材とするためには，授業の目標に沿って伝えたいことを絞ることが重要です。実際の看護事例には，現場を取り巻くさまざまな情報が含まれています。内容が複雑すぎると，学生が頭のなかを整理できずに混乱する可能性があります。事例から学生に読み取ってほしいことは何かを絞り，簡潔に提示しましょう。

❹ 学生の成果物を活用する

　学生の模範的な解答や優れたレポートなどの成果物は，ほかの学生の

学習を促す教材になります。同じ立場の学生が作成したものであることが，親近感を抱かせるでしょう。

　学生の成果物はさまざまな場面で活用できます。たとえば，ペーパーペイシェントで看護過程の展開をグループで行う場合，前年度の学生のグループが作成した看護計画などを事例として紹介することで，学生はどのようにアセスメントすればよいのか，どんな診断やケアが考えられるのかをイメージしやすくなります。また，看護過程の展開をグループで発表した後に，発表内容のなかからいくつかを選んで，優れている点や改善すべき点について説明することができます。さらに，すべてのグループの看護過程を教室の壁に貼り，ほかのグループがどのように看護過程を展開しているのかがわかるようにしてもよいでしょう。

　学生の成果物を活用する際には注意が必要です。教室のなかで成果物を共有することについて，学生の了承を得ておかなければなりません。課題を与える際に，成果物を共有する可能性があることを伝えておきましょう。一部の学生の成果物を取り上げる際には，「あなたのレポートは優れていたので，クラスのなかで共有してもよいでしょうか」と，作成した学生に再度確認したほうがよいでしょう。

　また，授業のなかで特定の学生の学習成果をほめることにも注意が必要です。クラス全員の前でほめられることを，誇りに感じる学生もいますが，嫉妬されて孤立するのが嫌だと考える学生もいます。同じ学生の成果物を何度も取り上げないようにしたり，匿名で紹介したりするなどの工夫も必要でしょう。

コラム　子ども向けの書籍の効果

　ある看護学生は，教科書の病気に関する記載が難しく，わかりにくかったため，『難病の子どもを知る本』シリーズ (大月書店) のような，子どもに向けて病気を紹介する書籍を参考にしていたそうです。子ども向けの書籍だと，絵や図も豊富で，病気やそのしくみ，治療の方法が，子どもにもわかる言葉で書かれています。実際に子どもがどのように病気と闘っているか，周りはどのように支えたらよいかといった，病気全体のイメージもつかめ，大きく理解が進んだとのことでした。

　教員にとって教科書は基本的なことが書かれているものではありますが，学生は初学者なので，そこに書かれている専門用語が難解に感じられることも心にとめておく必要があるかもしれません。理解を促すときには，例えや一般的なものへの置き換えが有効ですが，医療に関してはうまく当てはまらない場合もあります。そういったときにはこうした子ども向けの書籍を補助教材として学生の理解を促すということも有効でしょう。

　子ども向けの書籍の効果は，学生の理解を促すだけではないようです。看護師はさまざまな患者に対して適切に説明する必要があります。患児には，その子が理解できる言葉で伝えなければなりません。その際に，子ども向けの書籍は，患児に対して看護師がどのように説明したらよいのかの参考になるとのことでした。

　あくまで導入段階でという限定はつきますが，学生がイメージをつかみ，今もっている知識とつなげ理解を促すために，子ども向けの書籍を補助教材として紹介したり活用したりすることを考えてみるのもよいかもしれません。

(中井俊樹)

9章 フィードバックを与える

1 優れたフィードバックの効果を理解する

❶ フィードバックは学習を促す

フィードバック♪とは，学生に評価結果を返すことを指します。たとえば，小テストの採点をして学生に返却する，学生のレポートに対してコメントを書く，技術指導で達成できていない点を伝えるなどです。

フィードバックは，学生の学習目標に対する到達度を判定し，その結果を学生に伝えるためだけのものではありません。これから学生がどのように学習していけばよいのか指針を示すためにも活用できます。学習目標にどの程度足りていないのか，今後どのように学習を進めていけばよいのかなど，具体的な情報を伝え学生の学習を促すことができます。

❷ フィードバックの効果を理解する

学生の学習を促すうえでのフィードバックの具体的な効果は，以下の6つにまとめられます (Nicol and Macfarlane-Dick 2006)。どのような効果を意図してフィードバックを与えるのかを明確にしておきましょう。

❶よい成果とは何かが明確になる
❷学習に対する学生の自己評価能力の向上を促す
❸学生に学習に関する質の高い情報を与える
❹学習に関する教員と学生の対話を促す

❺ 学生の意欲や自己肯定感を高める
❻ 現状と望ましい成果の差を埋めるための機会をつくる

2 フィードバックの方法を理解する

　教員は，どのような方法で学生にフィードバックを与えるのかを選択する必要があります。方法を選択するうえで考慮すべきことは，主体，対象，タイミング，形態の4つです**(表9-1)**。

1 フィードバックの主体を決める

　まずは，誰がフィードバックを与えるのかを決定しましょう。教員以外にも，**ピア・フィードバック**♪として学生同士でフィードバックを与え合うこともできます。看護分野を専門とする教員からのフィードバックは，信頼できる情報として学生の学習に対して強い影響力をもちます。一方，ピア・フィードバックは，教員によるフィードバックよりも即時性があります。

　ピア・フィードバックでは，学生同士が自由な雰囲気で，学習につながる評価結果を伝え合うことが重要です。そのためには，学生に評価基準を理解させる，学生の評価能力を高めておく，学生の間で信頼関係と協力関係を育んでおくといった事前の準備が必要です (Liu and Carless 2006)。

表9-1　フィードバックを与えるうえで検討すべき要素

主体 (誰が)	教員，学生
対象 (誰に)	個人，集団
タイミング (いつ)	即時，遅延
形態 (どのように)	文章，記号，口頭，実物，実演

2 フィードバックの対象を決める

　次に，誰に対してフィードバックを与えるのかを考えます。フィードバックを与える対象としては，個人と集団があります。

　個人に対するフィードバックは，学生個々のニーズやレベルに対応できるため，高い効果が期待できます。個人に対するフィードバックの例としては，小テストを個別に採点して返却する，学生が提出したレポートに個別にコメントを書いて返却する，実習中に個別にアドバイスをするなどがあります。フィードバックに批判的な内容が含まれている場合，学生の自己防衛本能が働き，フィードバックを受容しない可能性もあります (Race 2004)。また，受講生が 100 人以上の多人数授業では，個人に対して頻繁にフィードバックを与えることは限りある時間のなかでは難しいかもしれません。

　一方，全受講者やグループなどの集団に対するフィードバックでは，短時間で多くの学生にフィードバックを与えることができます。集団に対するフィードバックの例としては，小テストの全体的な特徴についてコメントする，提出されたレポートの共通してできていなかった点についてコメントする，よく書けていたレポートを取り上げてコメントする，実習で問題点や改善点をグループにコメントするなどがあります。集団のメンバーに共通する問題にフィードバックの焦点が当てられるため，学生個々のニーズに対応できるものではありません。

3 フィードバックのタイミングを決める

　どのタイミングでフィードバックを与えるかも大事な視点です。フィードバックのタイミングとしては，**即時フィードバック**と**遅延フィードバック**があります(図 9-1)。即時フィードバックは，学生が課題を遂行した直後にフィードバックを与えるものです。学習成果の正誤など到達度に関する情報をすぐに与えることに重点をおいています。

一方，遅延フィードバックは，学生が課題を遂行した後に意図的に遅らせてフィードバックを与えるものです。学生自身が思考することに重点をおいています。

即時フィードバックと遅延フィードバックのどちらがより学習を促すのかは，研究によって異なっており，明確な答えはありません。一般的に，学生の能力に比べて難しい課題，概念的知識や技能の習得に関する課題には，即時フィードバックが効果をもつといわれています（Shute 2008）。難しい課題の場合，最初の段階で学生が学習に行き詰まってしまう可能性があります。その後の学習を円滑にするためにも，少なくとも最初の段階では即時フィードバックが適しています。また，正誤がはっきりしている概念的知識や技能の習得の場合，即時フィードバックで正誤をすぐに伝えることで，正しい概念や動作を身につけることができます。

一方，習得した知識を活用する課題には，遅延フィードバックが効果的です。知識を活用する課題では，学生が習得した知識をもとに思考す

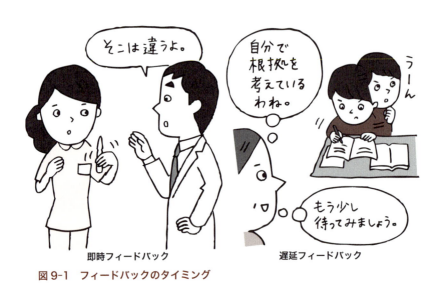

図9-1　フィードバックのタイミング

る必要があります。遅延フィードバックによって、学生自身が多くの情報を処理したり、思考したりする時間を提供できます。

4 フィードバックの形態を決める

どのような形態でフィードバックを与えるのかも決めておきましょう。フィードバックの形態には、文章、記号、口頭、実物、実演の5つがあります。5つのうちいくつかを組み合わせてフィードバックを与えることもできます。

(1) 文章によるフィードバック

手書きまたは電子機器を活用してレポートやワークシートなどに対するコメントを書いてフィードバックを与えるものです。文章として記録されるため、学生が何度もコメントを参照することができます。たとえば、学生が実習記録を書く際に、前回の実習記録に対して書かれたコメントを参照するように指示することができます。一方、コメントを書くのに教員は多くの時間と労力を割く必要があります。

(2) 記号によるフィードバック

記号によるフィードバックは、◎、○、△、×、?、レ点(✓)、数字などの記号のみを書いてフィードバックを与えるものです。記号のみを書くため、多くの学生に効率的にフィードバックすることができます。たとえば、小テストで正誤のみを○×で書く、実習記録に対して評価の点数を書く、レポートの記述でよく書けている点に花マルを書く、チェックリストを用いてできている部分にレ点を書くなどです。また、「よくできました」「もう少しがんばりましょう」などのハンコを押すことも、記号によるフィードバックに含まれます。具体的な内容を伝えるには、チェックリストや**ルーブリック**♪を作成するなど事前に工夫する必要があります。

(3) 口頭によるフィードバック

　教員による話し言葉を通して対面でフィードバックを与えるものです。文章を書く必要がないため，即時に学生にフィードバックを与えることができます。また，対面でフィードバックを与えるため，身振り，表情，声の抑揚などでさまざまな情報を補足することができます。たとえば，演習の技術指導の場面でできている点を伝える，グループ発表の成果について授業のまとめの段階でコメントする，グループワークの状況を観察してコメントするなどが挙げられます。一方，口頭で伝えるため，与えたフィードバックの記録が残らないという弱みがあります。

(4) 実物によるフィードバック

　模範となる成果物を提示することでフィードバックを与えるものです。コメントを書いたり，口頭で説明したりする必要がないという特徴があります。具体的には小テストの模範解答を配付する，模範となる優れたレポートを提示するなどです。一方，模範として提示されたレポートなどを学生が唯一の正解としてとらえてしまう可能性があるため，複数の模範を示すなどの工夫が必要です。

(5) 実演によるフィードバック

　正しい動作を実際に示すことでフィードバックを与えるものです。言葉で説明することの難しい動作を視覚的に伝えることができます。演習や実習における看護技術の指導など，学生に正しい動作を指導する際に，口頭でのフィードバックと組み合わせて用いるとよいでしょう。

5 代表的なフィードバックの方法を理解する

　教員は，課題の特徴や重要性，受講生の数などを考慮し，主体，対象，タイミング，形態を適切に組み合わせてフィードバックの方法を選択する必要があります。ここでは，**ミニッツペーパー**♪，客観式の小テ

スト，レポート，実技などの課題別に，代表的なフィードバックの方法を取り上げて説明します。

(1) ミニッツペーパーに対するフィードバック

ミニッツペーパーは，学習内容や疑問点，授業に対する感想などを学生に記述させる用紙です。授業の終わりに学生に記入させる時間を設け，回収します。ミニッツペーパーの主要な目的を，学習内容の理解，学習成果の評価，授業改善，学生と教員の関係性の向上など，どこにおくかによって，適切なフィードバックの方法は異なります。ミニッツペーパーへのフィードバックの例として，以下のものがあります。

- 教員が学生1人ひとりのミニッツペーパーにコメントを手書きし，次回の授業で返却する
- 教員が学生1人ひとりのミニッツペーパーに点数を書いて，次回の授業で返却する
- 教員が全員のミニッツペーパーのなかから代表的な内容を取り上げ，次回の授業時に学生全体に口頭でコメントする

(2) 客観式の小テストに対するフィードバック

正誤問題，**多肢選択問題**，**穴埋め問題**など客観的に正解が定まるテストは，授業での学習内容を学生が理解できたのかどうかを簡単に確認することができます。客観式の小テストへのフィードバックの例として，以下のものがあります。

- 小テストを回収し，教員が○×で採点して後日返却する
- 小テストを回収し，多くの学生が間違えていた問題などクラス全体の傾向を口頭で伝える
- 模範解答を配付する
- 教員が小テストの模範解答を配付し，学生間で採点させる

（3）レポートに対するフィードバック

　レポートは，学生に自分の考えを記述させる課題です。客観式のテストとは異なり，唯一の正解はありません。レポートの記述は学生によって異なっていますが，フィードバックの内容は重複することもあります。ルーブリックなどで事前に採点基準を明確にしておくと，効率的にフィードバックすることができます。レポートへのフィードバックの例として，以下のものがあります。

- 教員が学生1人ひとりのレポートにコメントを手書きし，後日返却する
- 教員が学生1人ひとりのレポートに，下線や波線，◎，？などの記号を書き，後日返却する
- 教員が学生1人ひとりのレポートをルーブリックを用いて評価し，後日返却する
- 教員が学生のレポートの全体的な特徴について後日口頭でコメントする
- 学生がルーブリックを用いてほかの学生のレポートを評価する

（4）実技に対するフィードバック

　演習などでは学生の看護技術の実技に対してフィードバックを与える場面があります。学生が正確な技術を身につけるためには，頭で知識として理解するだけでなく，実際に繰り返し動作を練習することが必要不可欠です。看護技術の実技へのフィードバックの例として，以下のものがあります。

- 教員が1人ひとりの学生に対して口頭でコメントする
- 教員がチェックリストを用いて1人ひとりの学生を評価する
- 教員が学生の実技の全体的な特徴を口頭で伝える
- 学生がチェックリストを用いてほかの学生を評価する

3 フィードバックの内容を理解する

　授業において，どのような内容のフィードバックを学生に与えているでしょうか。深く考えることなく，フィードバックを与えてしまうことはありませんか。フィードバックの内容の特徴を理解しておくことで，学生の学習を促すことができます。

◼ フィードバックの基準を理解する

　何を基準としてフィードバックを与えるかを考えましょう。基準として，設定した学習目標，ほかの学生の成果，学生の過去の成果があります。それぞれ，**絶対評価**🔖，**相対評価**🔖，**個人内評価**🔖 に対応します。

　学生の学習目標の達成に向けた学習を促すうえで最も一般的なものは，学習目標を基準としたフィードバックです。設定した学習目標に対して学生がどの程度到達しているかについて情報を与えます。フィードバックを通して，学生が到達している点や到達していない点を伝えることができます。今後の学習の指針となる情報を知ることで，学生は学習目標の達成に向けて具体的に取り組むことができます。

　ほかの学生の成果を基準としたフィードバックでは，集団内での順位に関する情報を与えます。たとえば，「このレポートは，クラスでいちばんよく書けている」「この発表のレベルは，クラスの平均よりも低い」といった情報です。ほかの学生を基準としたフィードバックは，競争心を刺激して学生の学習意欲を高める可能性はありますが，学生の学習目標の達成に向けた具体的な情報を十分に提供することはできません。

　学生の過去の成果を基準としたフィードバックでは，個人がどの程度成長したかについて情報を与えます。たとえば，「前回のレポートよりもよく書けている」「実習前よりも患者さんの気持ちに寄り添えている」などです。学生の成長を承認することで，学生の学習意欲を高めることができます。

2 フィードバックの段階を理解する

　フィードバックには，3つの段階があります。第一は，正誤の確認です。課題の正誤についての情報を伝えるものです。できている点とできていない点を口頭で伝えたり，小テストに○×をつけて返却したり，全体の正答率を伝えたりすることが挙げられます。

　第二は，説明です。たとえば，臨地実習での看護過程に対するフィードバックでは，「SOAP記録で，SO情報をもとに患者さんの状況がしっかりと分析できています」「看護計画のOPに観察すべきポイントが網羅されていません」「TPの根拠が不明確です」のように，正誤に加えてその理由を説明します。学生が間違っている理由や，学習が不十分な点を理解できていない場合に効果的です。

　第三は，ヒントです。正解を示すのではなく，学生を自ら学習する方向に導くための情報を与えます。たとえば，「患者さんの視点から考えるとどうでしょうか」「エビデンスとしてどのようなものが挙げられますか」など考え方の手がかりを与えたり，「教科書の○頁に詳しく説明してあるので，もう一度読むように」と今後の学習に関する指針を与えたりします。

　学習目標，学習内容，学生の習熟度に応じてどの段階の情報を与えるのかを選択する必要があります（Shute 2008）。学生自身に正誤の理由や根拠を考えさせたい場合には，教員がすぐに説明するのではなく，まずはヒントを与えるのがよいでしょう。また，学習が困難な学生に対しては，今後の学習の内容や方法に関する指針も含めた情報を与えるよう心がけましょう。

3 学習目標の達成以外にもフィードバックを与える

　フィードバックは主に学習目標の達成に向けて与えますが，それ以外の内容に対してもフィードバックを与えることができます。具体的に

は，学習プロセス，自己制御，学習者の特性です (Hattie and Timperley 2007)。これらに焦点を当てたフィードバックも学生の学習を促進します。

(1) 学習プロセスに焦点を当てたフィードバック

学習プロセスについての情報を伝えるものです。「自分で文献を探して学習することができています」「指導者の行動をしっかり観察し，学ぶことができました」「グループでしっかり話し合いができています」など，学生の学習方法などの学習プロセスに対してコメントします。

(2) 自己制御に焦点を当てたフィードバック

学生の自己制御能力についての情報を伝えるものです。「自分で学習目標を明確にして課題に取り組んでいます」「正しく自分の状況や課題を理解できています」「学習目標に到達するためにはどのように学習を進めていけばよいでしょうか」などのコメントです。学生の学習に対する**メタ認知**の能力を高めることにつながります。

(3) 学習者の特性に焦点を当てたフィードバック

学生個人の特性に関する情報を与えるものです。たとえば，「字がきれいで読みやすいです」「カンファレンスではいきいきと発表していましたね」といったコメントです。学習に関する具体的な情報は不足していますが，学生と良好な関係を築いたり，学生の意欲を高めたりするには効果的です。

コラム　看護の意義を考えられるようにフィードバックする

基礎看護学実習で足浴の援助を行うと，患者の状況を観察する余裕がない学生が多くみられます。筆者はそのような学生の実践場面に立ち会ったときには，「足浴中，患者さんは気持ちよさそうにしていまし

たね」など学生が気づかなかった患者の反応を，物品の片付けなどの際に口頭で伝えるようにしています。

また，実習記録では，学生の気づきに対して「そうですね」「よいところに気づきました」など肯定的なフィードバックを多くしています。しかし，実習場面を十分に想起した記録ができていない学生に対しては，場面を明示して思考を促すようなコメントを記載するようにしています。たとえば，「検査のときにあなたが手を握っていたので患者さんは安心していたようにみえました。看護としては重要だったと思います。患者さんの手を握っていたときのあなたの思いはどうだったのでしょうか，また看護としての意義について記録しておきましょう」など，教員が実践場面を観察して気づいた点をコメントするようにしています。もちろん，教員が立ち会っていない実践場面の記録には具体的に記載することができません。そのような記録に対しては，「そのときの患者さんの反応はどうでしたか？」など，学生がその場面で何を観察していたのかを確認するようなコメントをするようにしています。

看護学実習は，学生が実践の際の患者の反応を観察することで，実践の意義を考え，看護の機能や役割を理解する学習です。特に実習経験の少ない学生は，実践することで精一杯になり，患者の反応を観察できないことも多くあります。そのときに教員が学生の実践場面に立ち会い患者の反応を観察し，学生が実践の意義を考えられるようにフィードバックすることで学生の学習が深まると実感しています。

(森千鶴)

4 フィードバックを学習につなげる

学習に関する情報を学生に一方的に伝えれば，フィードバックの役目が終わるわけではありません。フィードバックを通して学生が現在の学習の到達点を理解し，次の学習に向かえるようにする必要があります。フィードバックを次の学習につなげるための工夫を理解しましょう。

1 学習目標を共有する

フィードバックを学習につなげるためには，まず教員と学生が目指す

べき学習目標を共有する必要があります。学生が学習目標を理解していなければ，フィードバックで与えられた情報をもとに学習を改善することはできません。

　学生と学習目標を共有する工夫として，事前に評価基準を明示した評価シートを学生に配付する方法があります。複数の観点から評価基準を記述しているチェックリストやルーブリックなどの評価シートを事前に配付することで，学生は自身が到達すべき学習目標を具体的に理解できます。評価シートを配付する際に，評価基準について学生と議論する時間を設けると，学生の学習目標に対する理解をさらに深めることができます。

　また，模範となる成果を学生に提示してもよいでしょう。たとえば，レポート課題であれば，過去の学生のレポートのなかから優れたものを選び，それを配付することができます。技術演習課題であれば，教員が見本となる動きを実演します。

　評価シートや模範となる成果を提示する以外に，実際に成果を学生に評価させる方法もあります。たとえば，過去の学生のレポートをいくつか配付して，そのレポートに対して学生にコメントさせます。過去の先輩の技術演習時の映像を提示し，学生にチェックリストで評価させるという方法もあります。

2 学生が理解できる情報にする

　フィードバックで学習を促すためには，学生にフィードバックの内容を理解させなければなりません。教員は，フィードバックで与える情報の量と質に配慮しましょう。

　フィードバックは，多くの情報を与えればよいというものではありません。情報に優先順位をつけてフィードバックします。また，学生が理解しやすい言葉で伝えるようにします。たとえば，個々のレポートに対して手書きでコメントをする際には，丁寧に文字を書く，「ちゃんと」

「きちんと」「あのとき」「すぐに」などの曖昧な表現を避ける，理解が不十分だと思われる専門用語を用いないといった注意が必要です。口頭でのフィードバックであれば，学生が理解できたかどうかを直接学生に確認してもよいでしょう。

3 学生の学習意欲に配慮する

フィードバックには，**肯定的フィードバック**と**否定的フィードバック**があります。肯定的フィードバックとは，どの部分が適切にできているかを伝えるもので，学生の**自己効力感**を高めることができます（アンブローズほか 2014）。否定的フィードバックとは，十分にできていない点を伝えるもので，間違った考えや動作を修正することができます。

肯定的フィードバックだけでは学生の学習にはつながりません。一方，否定的フィードバックだけでは学生の学習意欲を低下させる危険性があります。学生の学習を促すだけでなく，学習意欲を高めることができるように，肯定的フィードバックと否定的フィードバックのバランスをとるようにしましょう。バランスに配慮したフィードバックのモデルとして，肯定的，否定的，肯定的という順で構成する**フィードバック・サンドイッチ**が提案されています（Irons 2008）。

4 対話的なフィードバックを行う

フィードバックを学習につなげる手法の1つに，**ペンドルトン・モデル**があります（Cantillon and Sargeant 2008）。このモデルは，学習成果に対する学生の**自己評価**に基づいて対話をしながらフィードバックを行うものです**(図 9-2)**。個人だけでなく，集団に対してフィードバックを与える場合にも活用できます（Chowdhury and Kalu 2004）。

具体的には，まず学生に対して「うまくできていることは何ですか」と

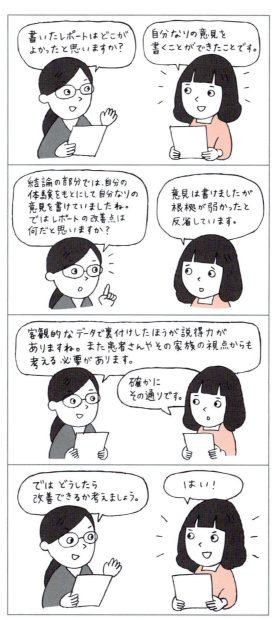

図9-2　ペンドルトン・モデルに基づいたフィードバック

質問をし，現状でうまくできている点を学生に自己評価させます。その後，教員がうまくできていると考える点を伝えます。次に，学生に対して「改善点は何ですか」と質問をし，学生に現状の課題を自己評価させます。その後，教員が学生の課題だと考えている点を伝えます。最後に，今後の方針を学生と教員で議論します。

　ペンドルトン・モデルは，**シミュレーション教育**の**デブリーフィング**などで用いられる **Plus/Delta**（プラス/デルタ）と類似の枠組みです。何がよくて何がよくないのかを学生が理解していない場合には，対話を円滑に進めることは難しくなります(内藤・伊藤 2017)。そのような場合には，「うまくできていることは何ですか」ではなく，「がんばったことは何ですか」と質問するとよいでしょう。

第3部

さまざまな場面での授業の工夫

10章
初回と最終回の授業をつくる

1 授業全体の構成を理解する

① 授業全体を3つのパートで構成する

　1回の授業は、**導入・展開・まとめ**♪という3つのパートで構成されています。この3つのパートで構成するという考え方は、全15回などの授業全体にも当てはまるものです。学生の学習を充実させるためには、授業全体の導入とまとめのパートを工夫する必要があります。

　一方、授業全体の構成は1回の授業の構成と異なる側面もあります。前者の授業全体をコース、後者の1回の授業をセッションと呼び、2つ

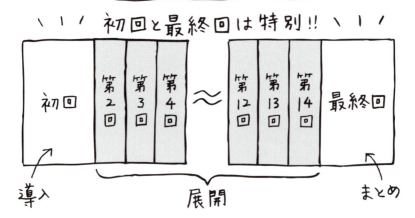

を区別することの重要性が指摘されています（夏目ほか 2010）。初回の授業であれば，教員と学生が初対面の機会かもしれません。お互いのことを知らない段階であれば，お互いを理解する時間が必要でしょう。また，最終回以外の授業であれば，授業計画通りに進められなくても次回以降の授業で調整するなど対応ができます。しかし，最終回の授業に限っては次の授業がないため，必ずその回で学習を終わらせる必要があります。授業全体の学習に対して単位が与えられるので，1 回の授業（セッション）の構成以上に，授業全体（コース）の構成を考えておくことは重要だといえるでしょう。

2 初回と最終回の授業は特別である

　授業全体のなかで導入の役割を担うのは，初回の授業です。授業全体を通して学習していく内容を十分に説明せずに，すぐに内容に入ってしまっては，初回の授業を効果的に活用しているとはいえません。初回の授業は，その後の授業への積極的な参加を促す絶好の機会です。初回の授業に組み込むことのできるさまざまな工夫を理解し，学生の深い学習を促すような授業を組み立てていきましょう。

　一方，授業全体のなかでまとめの役割を担うのは，最終回の授業です。最終回の授業は，授業全体を通して学習してきた内容への理解を深めるだけでなく，学生にこれからの学習への指針を与えるうえでも重要な機会です。**シラバス**で示した範囲を終えることや試験の概要を説明すること以外に，最終回の授業には工夫が必要です。

2　初回の授業で期待を高める

1 自己紹介で熱意を伝える

　初回の授業では，学生に対して自己紹介をしましょう。自己紹介は教員

の授業に対する熱意を最初に伝えるよい機会です。教員の経歴だけでなく，担当する授業の内容に興味をもった理由，授業と関連した教員の研究内容，これまでに担当した授業などについて具体的に話します。話のなかに，自身の研究テーマや研究成果，看護師としての臨床経験，臨床でのエピソードを盛り込むことで，あなたがその授業を担当する理由を学生に伝えることができます。

　看護教員を，高校までの教員と同じで，教員という仕事だけに就いてきた人と思い込んでいる学生もいます。教員を1人の看護師のモデルとしてとらえることができるよう，臨床現場で働いていた頃の心に残る忘れられないエピソードを学生に伝えるようにしましょう。臨床でのエピソードを通して，学生にあなた自身の看護観を伝えることもできます。

　また，教育に対するあなたの考え，いわゆる教育観を学生に伝えることも大切です。たとえば，「看護師は専門職として生涯にわたり学習することが不可欠だと考えています。看護師として生涯にわたって学習できるように，自己学習能力を育成することを私は重視しています」「専門職として成長するためには知識と技術が基盤となります。私は，反復を通して基礎的な知識と技術を正確に身につけてもらいたいと考えていま

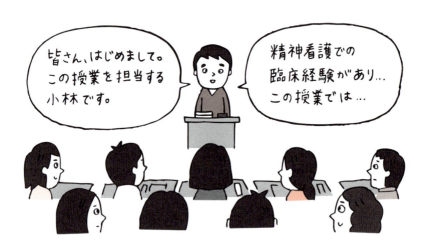

す」などです。教育観を伝えることで，教員の授業に対する熱意だけでなく，学生に対する期待も伝えることができるでしょう。

2 学生が理解できる言葉で学習目標を示す

　シラバスを配付しているので，学生は授業の概要などをすでに理解しているはずだと考えてはいけません。学生がシラバスをきちんと読んでいない場合もあります。また，シラバスに書かれている言葉や内容を理解していないかもしれません。学生がシラバスに記されている内容を理解できるように，教員が口頭でしっかりと説明しましょう。

　多くの教員が最初に説明するのは，授業の概要と学習目標です。授業の概要では，この授業を学習する必要性，授業の**カリキュラム**上の位置づけ，これまで学習してきた授業とのつながり，授業内容と看護実践とのつながりについて話します。また，学習目標については，授業全体を通して学生が身につけることが期待される知識・技能・態度を，具体例を示しながら説明する必要があります。

　授業の概要と学習目標を説明するうえで重要になるのが，学生が理解しやすい言葉で話すことです。シラバスに記載されている授業の概要と学習目標には，抽象的な表現や専門用語が含まれています。それらの言葉を，学生にわかる言葉に置き換えて話すようにしましょう。

　たとえば，「ライフステージ各期の発達の特徴を説明できる」という学習目標を掲げているとします。看護教員にとっては当たり前でも，看護の学習をはじめたばかりの1年生は「ライフステージ」という言葉を理解できません。「思春期という言葉は聞いたことがありますよね。人の一生は，新生児期，乳児期，幼児期，学童期，思春期，成人期，老年期などの段階に分けることができます。これをライフステージといいます」など，学生が理解できる言葉で説明するようにします。学生に学習する意義と内容を具体的に理解させることで，学習への意欲を高めることができます。

3 学習内容と学習方法を明示する

　授業の各回のテーマと内容，方法についても説明します。授業全体で学習していく内容について学生がイメージをもてるように，学習内容の関係性を伝えるようにしましょう。また，どのような方法で学習を進めるべきかについて，授業時間内の学習だけでなく授業時間外の学習も含めて伝えるようにします。

　忘れてしまいがちなのが，**教科書**🎵の活用方法についての説明です。教科書をどのように活用すればよいのかわからないという学生の声をよく聞きます。教科書を指定している授業では，教科書の扱いについて説明するようにしましょう。「教科書をもとに説明するので，毎回授業にもってきてください」「教科書の内容に沿って授業を進めていくので予習してきてください」「授業でわからない点があったら教科書で復習してください」などです。せっかく購入したにもかかわらず，一度も教科書を開くことがなかったということがないように，活用方法について説明しましょう。

4 成績評価の方法を伝える

　成績評価の方法には，多くの学生が関心をもっています。成績評価の方法と基準を曖昧にしておくと，後になって教員と学生の間でのトラブルの原因にもなりえます。シラバスに明示するだけでなく，初回の授業でどのような方法と基準で成績を決めるのかを具体的に伝えるようにしましょう。たとえば，「この授業は，毎回の選択式の小テストとグループワークへの参加度，最終の筆記試験の3つで評価します。小テストの結果を20%，グループワークへの参加度を30%，最終の筆記試験の結果を50%で最終成績とします。合計で60点以上が合格です」と成績評価の方法と基準をしっかりと伝えるようにします。

　合格基準を満たしていない場合の再試験の有無と再試験にかかる費用

についても明確にしておきましょう。また，成績評価にレポート課題を含める場合は，レポートのテーマと提出期限も初回の授業で示しておく必要があります。

3 初回の授業を工夫する

❶ 学生の基礎知識を確認する

　前提となる知識を身につけていなければ，円滑に学習することはできません。初回の授業で，前提となる知識を学生が身につけているかどうか，**レディネス**♪を確認しましょう。老年看護学の授業であれば，基礎科目で学習する老年期の発達課題や発達の特徴，家族関係について理解できているかどうかを確認します。また，小児看護学Ⅱの授業であれば，小児看護学Ⅰでの学習内容を身につけているかどうかを確認します。

　前提となる知識を習得できているかどうかを確認するために，小テストをしてもよいですし，知っておいてほしい事柄について知っているかどうかを直接学生に質問してもよいでしょう。前提となる知識が身についていない場合には，その知識を学生にどのように習得させるかを検討します。

❷ 学生の汎用的能力を把握する

　グループでのディスカッションや発表など，**アクティブラーニング**♪の技法を活用した授業が増えてきています。このような授業では，主に聞く能力が求められる講義とは異なり，コミュニケーション能力や協調性などの**汎用的能力**♪が学生に求められます。また，学生がある程度アクティブラーニングに慣れていることが，授業を円滑に進めるうえで重要な要素となります。

アクティブラーニングの技法を活用した授業を行う場合には，初回の授業で，学生がアクティブラーニングを円滑に行うための能力と経験をもっているかどうかを把握しましょう。たとえば，初回の授業に簡単なグループワークを組み込めば，その様子を観察することで，学生の汎用的能力を把握できます。また，アクティブラーニングの経験の有無については，これまでの授業でどのような方法で学習したことがあるかを直接学生に質問すればよいでしょう。

　学生の能力やアクティブラーニングの経験が十分ではない場合には，簡単なものから複雑なものへと段階的にアクティブラーニングの技法を授業に組み込んだり，グループのメンバーそれぞれに明確な役割を与えたりするなどの工夫をしていきましょう。

3 学生の好奇心を喚起する

　初回の授業は，学生の好奇心を喚起する重要な機会です。学生の好奇心を喚起することで，学生の授業への積極的な参加を促すことができます。初回の授業で学生の好奇心を喚起する具体的な方法としては，次のようなものがあります。

(1) 授業全体を通して考える問いを提示する

　特に初回の授業では，授業全体を通して学生に考えてもらいたい問いを提示します。「認知症とはどのような疾患でしょうか」「脳梗塞の予防にはどのような方法がありますか」のように事実や概念を問うものは，ふさわしくありません。このような正解のある問いは，授業全体を通して考えるものではなく，1回の授業で考えるべきものです。「高齢者の価値や信念に基づいた生き方とはどのようなものでしょうか」「高齢者の意思決定に基づく看護のあり方とはどのようなものでしょうか」など，学生の思考を刺激し，授業全体を通して考える**本質的な問い**♪を提示しましょう。本質的な問いは，学問分野において中心的で，唯一の正解が

なく，学生が何度も繰り返し考えていくものです。学生が看護師となった後も考えていく必要のある問いを提示するとよいでしょう。

(2) 学生に自分なりの考えや問いをもたせる

　授業で扱う問題に対して，学生に自分なりの考えをもたせましょう。たとえば，精神看護学の授業で，幻聴や妄想のある患者の事例を示したとします。「この患者さんとコミュニケーションをとるために，あなたはどのような工夫をしますか」「この患者さんの尊厳を守るにはどのようにすればよいでしょうか」といった問いを提示すると，学生に自分なりの考えをもたせることができます。

　また，実際に体験させることを通して問いをもたせてもよいでしょう。たとえば，初回の授業で，利き手ではない上肢を三角巾でつった状態で授業を10分間受けさせます(石井 2011)。学生は体験を通して，片手が使えない不便さとイライラ感，首が凝るなどの問題が生じることを理解できるだけでなく，「なぜ上肢を固定していると首が凝るのか」「なぜ片手が使えないとストレスが生まれるのか」「どのような援助が求められるのか」といった問いを抱くでしょう。

(3) 身近な出来事と関連づける

　学習内容に関連する新聞や雑誌の最近の記事を用意し，それを学生に配付することで，学習内容と現実の事例との結びつきを伝えることができます。人々の社会環境は，看護のニーズや役割に大きく影響します。社会問題となっている事柄，学生の身近な生活に関する事柄などであれば，イメージしやすく学習にもつながりやすいものです。たとえば，母性看護学であれば不妊や育児支援の問題，小児看護学であれば児童の貧困や虐待に関する政策動向などについての新聞記事を取り上げることができます。

(4) 学習内容についてクイズを行う

　学習内容に関連する10問程度の**正誤問題**を行うという方法もあります(Nilson 2010)。学生をペアまたは小グループに分け，話し合いをもとに，説明が正しい場合は○，間違っている場合は×を記入させます。その後，各グループがどちらの答えを選んだのかを，理由とともに発表させます。発表の最後に教員が正解を提示してもよいですし，「授業が進むなかで答えがわかる」と学生に伝え，その場ではあえて正解を伝えないという方法をとってもよいでしょう。

4 学習する雰囲気をつくる

　初回の授業で学習する雰囲気をつくるための具体的な技法に，**アイスブレイク**があります。アイスブレイクは受講者の緊張をほぐすことを目的とした活動です。学生同士がお互いについて詳しく知らない場合に，学生の不安を和らげ，学習する雰囲気をつくりだすことができます。アイスブレイクの技法は，目的に応じてさまざまあります。

　教員は，学生の状況にあわせて，初回の授業に組み込む技法を選択しましょう。お互いをよく知らない入学したばかりの1年生には，学生同士の人間関係の構築を目的としたゲーム性の高いアイスブレイクが適しています。一方，教室内での人間関係がすでに形成されている上級生は，授業での学習内容に高い関心をもっているため，ゲーム性の高いアイスブレイクよりも，学習内容の導入となるもののほうが適しています(Perlman and McCann 1999)。

4　最終回の授業を工夫する

1 振り返りを通して指針を立てさせる

　最終回の授業は，それまでに学習した内容を整理するだけでなく，こ

れからの学生の学習を促すうえでも重要な機会です。試験の概要を説明する以外にもさまざまな工夫ができます。

　まず，学生に対して授業のなかで学習した内容を振り返るように求めましょう。習得することのできた知識や技術，そしてまだ十分に習得できていない知識や技術を学生に列挙させます。また，授業のなかでどのように学んだのかという自らの学び方について振り返らせる必要もあります。

　最終回の授業でこのような振り返りを促すのは，学生自身に今後の学習の指針を立てさせるためです。つまり，現在，十分に習得できていない事実や概念を明らかにし，それらを身につけるために今後，具体的にどのような学習をしていくのかを検討させます。また，学び方に対しても，現在の自身の学び方を改善し，これからどのような方法で学んでいくのかを具体的に書かせます。

❷ 学習内容につながりをもたせる

　授業を通して学生が学習してきた内容につながりをもたせるために，教員が授業全体を関連づける説明をしてもよいです。その際，シラバスが活用できます。シラバスに記載した学習目標と学習内容を確認した後，授業のなかで説明した重要な知識や技術を関連づけながら解説します。また，初回の授業で「高齢者の価値や信念に基づいた生き方とはどのようなものか」「高齢者の意思決定に基づく看護のあり方とはどのようなものか」など授業全体を通して考える問いを提示しているならば，最終回の授業でまた同じ質問をしてもよいでしょう（Dunnほか 2010）。それらの問いと授業での学習内容を関連づけながら説明します。

　学生自身に授業全体の関係を理解させるような工夫を組み込んでもよいでしょう。その場合には，学生に**コンセプトマップ**♪を作成させるのも1つの方法です。コンセプトマップは，授業のなかで扱ったトピックや重要な概念を図解してそれぞれを関連づけるものです。

3 教員自身が振り返る

　授業を通して学習するのは，学生だけではありません。教員もまた，授業を通してさまざまなことを学んでいます。学生の質問や発表から，異なるものの見方に触れたり，学生の実習体験から具体的な事例を新しく知ったりすることもあるでしょう。教員が授業を通して学んだことも学生に伝えるとよいです。なぜなら，教員自身が学び続けている姿を伝えることで，人は生涯にわたり学習していく存在であるという生涯学習のモデルを示すことができるからです。

　自身の振り返りを学生に伝えるうえで，**ミニッツペーパー**♪を活用するとよいでしょう。ミニッツペーパーに書かれた学生のコメントを読み，学生が各回の学習目標に到達できていたか，学習目標のレベルは高すぎていなかったか，身につけてほしい知識が学生に十分伝わっていたか，そして学生のなかで知識が看護とつながったかなどを確認します。そのなかから学生に伝えておきたい教員自身の学びや改善点を選定し，最終回の授業で教員からのコメントとして伝えることができます。

4 試験に向けた準備をする

　最終回の授業後に試験を実施する場合，学生の最大の関心は「試験にはどのような問題が出るのか」にあります。試験に対する学生の関心を上手に活用し，学生の学習を促すようにしましょう。

　試験に対する関心を活用して学習を促す方法の1つは，学生による試験問題の作成です (Favero 2011)。まずは，授業で学習した事実，概念，理論のなかから重要なものを5つ，学生1人ひとりに書き出させます。次に4人グループとなり，それぞれが挙げたものを紹介し合った後，グループとして重要だと判断したものを5つ選びます。そして，選んだ5つそれぞれに対して，グループごとに2～3問の問題を作成します。各グループが作成した問題は，全体で共有すると学習をさらに促すことが

できるでしょう。

　適切な問題を作成するためには，事実や概念を深く理解している必要があります。作成した問題のなかで用いた言葉が間違っていたり，内容が不正確であったりした場合は，復習しておくように指示します。また，学生が作成した問題のうち，優れた問題を試験問題として採用すると伝えておけば，学生の意欲を高めることができます。

　学生に練習問題を解かせるという方法もあります。教員が作成した過去の試験問題や看護師国家試験問題のなかで，状況設定問題など高次の知識を必要とする問題を10問程度選びます。はじめの3問程度を教員が実際に解き，問題を解くために知っておく必要がある概念や考え方を学生に示します。その後，教員の指導のもと，ほかの問題を学生自身に解かせてみましょう。

5 授業に対するコメントを求める

　授業終了時に，学生による**授業評価アンケート**を実施している学校もあります。「授業内容に対して興味をもてましたか」「授業内容を理解できましたか」「教員の説明はわかりやすかったですか」などの設問に対して，学生が「そう思う」「どちらかというとそう思う」「どちらかといえばそう思わない」「そう思わない」などの選択肢から回答を選択します。多肢選択方式の授業評価アンケートは教員が授業を振り返るうえでの1つの材料とはなりますが，具体的な問題や改善点を明確に示してくれるわけではありません。

　具体的な改善点を把握するためには，学生に授業に対するコメントを求める必要があります。教員の言動のよかった点，改善すべき点などの項目を設けて，学生に自由に記述させます。自由記述の内容は，成績評価にまったく影響がないことを前もってしっかり伝えておかなくてはいけません。

11章
授業時間外の学習を促す

1 授業時間外の学習の重要性を伝える

❶ 学習習慣を身につけさせる

　授業時間外の学習は，学生の学習成果を左右する極めて重要な要素です。学生が授業の学習目標を達成するためには，授業時間外に学習する必要があります。また，授業時間外の学習は，学生の主体的な学習を促進し，自己管理能力や学習習慣などを身につける貴重な機会となります。

　看護学生にとって，授業時間外の学習はとりわけ重要です。看護師国家試験に合格するために一定の学習時間が求められるからだけではありません。卒業した後も看護師として自分で学習する習慣を身につけておかなければならないからです。学生が学習習慣を身につけられるように教員は指導する必要があるのです。

❷ 単位制度の前提を理解する

　大学や専修学校の専門課程においては，授業時間外の学習を前提として**単位制度**がつくられています。**大学設置基準**では，1単位は45時間の学習とされており，それは授業時間内の学習時間と授業時間外の学習時間をあわせた学習活動全体を指しています。

　講義による授業の場合は，一般的に1時間の授業時間内の学習に対して2時間の授業時間外の学習を前提としています。授業時間外の学

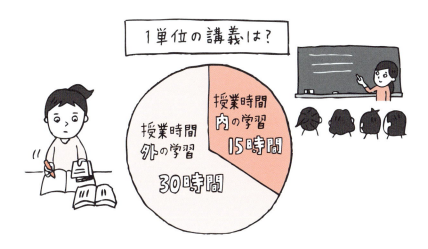

は，このように単位制度の前提として位置づけられているので，まずは自分の担当する授業の単位数を確認して全体で何時間の学習が期待されているのかを把握しましょう。

　留学など，国際的な学生の移動が増えているなか，単位当たりの学習時間を確保することは重要になってきています。日本の学校で授与された単位が，海外の学校においても適切に評価されるための1つの要件でもあり，国際的な**教育の質保証**にもつながるのです。

3 成績不振は学習時間不足が原因？

　授業の学習目標は授業時間外の学習を前提として設定されています。学習目標に達しない学生が多いと感じた場合は，まず学生が授業時間外にどの程度学習しているのかを確認する必要があるでしょう。授業時間外の学習が不足しているのであれば，教員から授業時間外の課題を提示したり，どのような学習をどのくらいの時間をかけて行うのか具体的に指示したりする責任があります。

　また，学習目標を達成するために費やす学習時間が，短い学生もいれ

ば，長い学生もいるでしょう。授業は一斉に同じペースで進むため，長い学習時間が必要な学生は取り残されてしまうかもしれません。授業時間外の学習による補完があるかどうかは，長い学習時間を要する学生の学習目標の達成に大きくかかわっているのです。

4 学生に繰り返し伝える

　看護教育機関に進学すると，それまでと学習方法や生活が変わり，どのように授業時間外の学習を進めたらよいのか戸惑う学生は少なくありません。単位制度についてもよく知らない学生が多いかもしれません。

　教員としてまずすべきことは，授業の学習目標を達成するためには，授業時間外の学習が必要であると学生に伝えることです。その際，授業時間外の学習が授業時間内の学習とどのような関係にあるのかも明確に伝えましょう。入学時に授業時間外の学習の重要性を学生に伝えるのが効果的です。また，個別の授業においても**シラバス**に記載したり，日々の授業場面で伝えたりするなど，何度も繰り返すことで学生に理解させましょう。

2　授業時間外の課題を作成する

　授業時間内であれば教員が学習の進め方を軌道修正できますが，授業時間外の学生の学習は簡単に軌道修正することはできません。そのため，授業時間外の学習課題は念入りに作成しましょう。

1 授業のなかの位置づけを明確にする

　何のために取り組むのかわからない課題を与えても，学生は混乱するだけです。課題に取り組むことが，授業全体の学習目標の達成とどのように関係するのかを理解させましょう。また，「課題に取り組んでこな

ければ学習が成り立たない」ということを実感させなければいけません。授業時間外に習得した知識を授業のなかで活用する場面をつくったり，授業のなかで習得した知識が定着するように授業時間外に練習問題を解かせたりするなど，授業時間内の学習と授業時間外の学習につながりをもたせましょう。

　たとえば，学生の居住する市町村では母子手帳の交付がどのように行われているかを調べるという授業時間外の課題を与えた場合は，授業中，各学生に調べさせた母子手帳の交付の地域間の違いを比較し，どのような法律に基づいて実施されているかを解説することができます。このように授業時間外の学習を授業のなかで活用することで，授業時間外の学習がその授業の学びの一部であることを示せます。

　また，**反転授業**と呼ばれる授業の方法も参考になるかもしれません。反転授業の1つの例に，授業時間外に講義映像を学生に視聴させ，授業時間内に練習問題に取り組ませるといった形があります。授業時間内に講義を聞き，授業時間外に練習問題などを課題として行うという従来の形態とは順序が逆であることから，反転授業という名称がつけられています。反転授業の重要な点は，授業時間外の学習が授業時間内の学習につながるようにすることです。

2 課題の内容を明確にする

　学生に与える課題の内容は明確にしなければいけません。資料を読んでおくことを課題とする場合，要約を書く，疑問点を挙げるといった指示を与えておくと，単に目を通すだけでなく注意深く読ませることができます。文章として提出させる課題であれば，文字数，形式，提出方法なども明確にしておきます。また，課題に取り組むのに必要な学習時間の目安を伝えることも有効です。特に比較的時間を要する課題については，次の授業の直前ではなく，早い段階からはじめるように指示しましょう。

口頭による説明だけでは，課題の内容は学生に正しく伝わらないかもしれません。課題の内容を板書してノートに記入させたり，課題の指示を記した資料を配付したりするとよいでしょう。

　たとえば，演習の事前学習として沐浴手技の映像をみてくるという授業時間外課題を与える場合を考えてみましょう。ワークシートを準備しておき，学生には単に映像をみるだけではなく沐浴の手順をそのワークシートに書きとるよう指示します。また映像をみてわからなかった点を列挙すること，授業ではそのわからなかった点を中心に説明し全体の手順を一から説明することはしないことをあらかじめ伝えておくと，事前の学習の効果が上がります。

3 達成可能な量と難易度にする

　すべての学生にとって達成可能な量と難易度の課題を設定する必要があります。達成するのがあまりにも困難である場合，学習を断念する学生がいます。学生がどの程度の知識や能力，課題に費やすことのできる時間をもっているかを把握しておきましょう。はじめのうちは学生が取り組みやすい課題を与えることを心がけるようにします。課題を与えすぎると，授業時間外にやりきれずほかの授業の時間に課題に取り組んでしまうかもしれません。

　また，課題に必要な情報や資料が学生にとって入手可能かどうかも確認しましょう。図書館に書籍や映像教材があったとしても，すべての学生が実際に利用可能なのかどうかを把握しておく必要があります。

　達成可能な課題であることは重要ですが，簡単すぎる課題ばかりでは，学生の知的好奇心を高めることはできません。課題への取り組みに慣れるにしたがって，一定の努力をしなければ達成できないような挑戦的な課題も与えましょう。その際には，学生に挑戦的な課題であることを伝えます。挑戦的な課題を与える際には，グループで取り組ませるのも1つの手です。

4 さまざまな課題を与える

いつも同じような形態の課題では、学生は単調で飽きてしまうかもしれません。学生が多様な課題に挑戦できるよう工夫をしてみましょう。多様な課題を検討する際には、以下の4点が参考になります (中井編 2015)。

(1) 予習と復習

授業への準備として予習の課題を与えるか、それとも授業で学んだことを定着させる復習の課題を与えるか考えましょう。予習を前提にすると、授業では学生が理解できなかった内容の補足や知識を活用するための学習に時間を割くことができます。一方、復習は、授業の記憶が残っているうちに行わせることで、学生の知識の忘却を防ぐことができます。

看護方法論の授業では、既習科目の復習を事前学習として課すこともあるでしょう。たとえば、消化器系の疾病の看護を教える授業の前に、すでに学んでいる消化器系の解剖と生理、どの部分がどのように障害されてどのような疾患が起こっているのか、その場合に出現する症状、治療などを関連づけながらノートにまとめてくるような課題を与えます。そうすることで、授業では消化器系の解剖生理や病態生理と関連づけながら消化器系の疾患をもつ患者の看護の方法を重点的に説明することができます。

(2) 学生の選択の有無

すべての学生に同じ課題を与えるのか、それとも学生が選択できる課題を与えるのかを決める必要があります。学生が選択できる課題とは、たとえば、2種類の課題を用意して学生はどちらを選択してもよいことにするといったものです。また、ある程度広いテーマを与えて、その範囲のなかで学生が具体的な課題を自由に設定して取り組むというものも

あります。選択できることで，学生が課題に対して主体的に取り組むことが期待できます。

具体的には，生殖に関する倫理的問題のなかから1つを選ぶ，あるいは母子保健の指標となる統計のなかから3つを選ぶといったように，ある枠組みのなかから選択させるなどの方法が有効です。学生自身が選択できることで主体的に取り組めるだけでなく，「生殖に関する倫理的問題」や「母子保健の指標となる統計」にはどのようなものがあるかを学習する機会にもなります。

一方，学生が選択できるように課題を与えると，課題に対する**フィードバック**に要する教員の時間が増すことも頭に入れておきましょう。

(3) 対象学生の選定

すべての学生が取り組むべき課題なのか，それとも一部の学生もしくは希望する学生のみが取り組む課題なのか，対象の学生を選定しましょう。たとえば，小テストで70点未満の学生にのみ補習の課題を与える方法があります。また，授業の学習目標の水準を超えた挑戦的な課題は，希望する学生のみに取り組ませてもよいでしょう。3問の課題のうち，はじめの2問はすべての学生が取り組む課題，残りの1問は希望する学生が取り組む課題といったように，組み合わせることもできます。

授業時間内の小テストと連動して対象学生を選定することもできます。たとえば，過去の看護師国家試験問題のなかから授業内容に関連する問題を選んで小テストを行い，間違った箇所について調べてくるような課題です。「正しいものを1つ選ぶ」問題であれば，正しい選択肢以外の選択肢について，どのように間違っているのかを調べてくるように指示します。このような課題の場合，小テストで高得点の学生には課題を少なく，低得点の学生には課題を多くすることができます。

(4) 個別学習と協同学習

個々の学生が1人で取り組む課題を与える個別学習か，それとも複数

人の学生が協力しながら取り組む課題を与える**協同学習**♪かを考える必要があります。これは学習目標や課題の内容との関係で教員が判断します。ただし，学生が協同学習を効果的に行うためには，グループ分けや役割分担などについて教員の入念な準備が必要となります。

　協同して行う課題を出す場合，学生たちがグループで集まる時間を確保できるかどうかも考慮しておく必要があります。ある時期に各看護学領域の演習科目が集中することがあるからです。各科目で異なるグループ分けにして一斉にグループで取り組む課題を出してしまうと，学生たちが各科目の課題に取り組む時間の調整ができず，グループで話し合いながら取り組むことなく，個々人で分担して作業するだけで終わらせてしまい，学習効果が上がらないということも生じます。

コラム　サンドイッチ方式の授業づくり

　学生たちにとって，看護で用いるさまざまな基礎理論は身近に感じにくいことも多く，単なる暗記になりがちです。理論を理解して活用できるようにするため，筆者が担当する母性看護学概論では，日常生活で出会う場面の観察と理論の解説を組み合わせ，理解を深められるよう取り組んでいます。

　たとえば愛着行動の理論についての授業では，まず授業で愛着行動とは何かなど理論の概要を説明します。それを踏まえて次の授業までに乳児とその母親の様子を観察し記録してくるという授業時間外の課題を与えます。

　次の授業では4人1グループになり，それぞれが観察してきた場面を発表し，それに対してグループメンバー全員で愛着行動の理論を当てはめながら場面を分析します。その後いくつかのグループに発表してもらい，誤解や理解不足が生じている箇所には解説を加えるなどのフィードバックを行います。最後に授業時間外課題に分析結果を書き加えたものを提出させ，その1人ひとりの課題にコメントを記入し，学生にフィードバックします。

　この一連の取り組みを行うようになってから，学生の理論に対する認識が変化しました。自分1人ではわからなかったこともグループメ

> ンバーとともに繰り返し分析することで理解が促され，教員からの最後のフィードバックにより自分の理解が正しかったかどうかが確認できるため，単なる理論の暗記ではなく，理論に基づく観察とアセスメントができるようになっているようです。
> 　筆者はこれまで1回の授業で学習内容を完結させなければと考えていましたが，授業と時間外学習と次の授業をセットにしたサンドイッチ方式の授業づくりが有効だと考えるようになりました。　　（服部律子）

3　課題に取り組ませる工夫

「授業時間外の課題を与えても学生が取り組んでこない」という声を聞きます。学生の怠慢に思えるかもしれませんが，単に教員の工夫が足りないだけかもしれません。学生は授業時間外には学習活動をしないものだと決めつけずに，課題の内容や与え方など教員が改善できるところから工夫をはじめてみましょう。

❶　課題への取り組みを可視化する

「教科書の該当部分を次の授業までに読んでおきなさい」という指示では，学生は課題に真剣に取り組まない可能性があります。なぜなら，その課題に取り組んできたかどうかが可視化されないからです。ノートに要約を書かせたり，配付したワークシートに記入させたりすることで，課題への取り組みを可視化させましょう。課題への取り組みを可視化させれば，教員もその成果を評価することができるため，学生も真剣に取り組むのです。

たとえば，看護方法論の授業で事前課題として学生にワークシートを記入させる方法があります(眞鍋 2015)。ワークシートには病因，症状，主な治療，観察項目，看護上の留意点の5つの欄が設けられ，事例に示された疾患についてそれぞれの空欄を埋めさせます。ワークシートを取

り入れることで，課題への取り組みが可視化されるだけでなく，学生がどのような観点で学習をしたらよいのかが明確になります。

2 グループへの責任感を高める

　課題は，個々の学生が1人で取り組むものだけではありません。学生がグループになって協力しながら取り組む課題を与えることもできます。ほかの学生の学習や成績に影響を与えるという状況をつくることで，学生はグループへの責任感を高め，熱心に課題に取り組むようになるでしょう。

　授業に**ジグソー法**♪を取り入れる場合を考えてみましょう。ジグソー法は学習者ごとに担当を決めて相互に教え合う技法です。たとえば，いくつもある生活習慣病のなかから3〜5つに絞り，学生を3〜5人1グループに分けます。そのグループのなかで，各学生に担当する生活習慣病を選ばせます。その後，たとえば糖尿病を選んだ学生だけのチーム，脂質異常症を選んだ学生だけのチームなどに分けて，担当する疾患について授業時間外にチームで学び合います。再び最初のグループに戻って，学生は自分が担当した疾患について同じグループの学生たちに教えるのですが，自分が十分に学習しておかないと，グループメンバーに教えられないため，授業時間外の学習を促進することができます。

　TBL♪(チーム基盤型学習)も，1人では解決できない問題をチームで協同し学び合いながら解決していくというグループ学習法の1つです。この方法を取り入れた授業では，「自分だけのためのテストだったら，忙しいとあまり勉強しないこともあるけれど，チームの得点につながると思うと，毎回事前学習をしてきた」「みんな予習をやってくるから，自分もやらないと，と思う」といった学生の感想が紹介されています(新福 2015)。グループへの責任感を高めることで，授業時間外の学習を促した事例といえます。

3 授業で課題の成果を活用する

　授業時間外の学習と授業時間内の学習につながりをもたせるためにも，授業時間内に課題の成果を活用する機会をつくりましょう。授業で活用しないと，課題への取り組みに対する意欲を損ねてしまいます。

　事前に文献を読ませて要約を書かせていれば，それを何人かの学生に報告させたうえで，その学習を踏まえた応用問題を与えたり，ディスカッションや学生相互に評価させる活動を取り入れたりすることもできます。また，授業時間外の学習では学生がよく理解できなかった内容もあるかもしれません。小テストで学生の理解度を確認し，授業のなかで補足する必要があります。

4 適切なフィードバックを与える

　学生が課題を提出したときにはフィードバックを与えることが重要です。教員から何の反応も返ってこないと，学生はせっかく課題に取り組んでも評価されないと感じ，課題に取り組む意欲を低下させてしまいます。

　授業時間外の課題に対するフィードバックは，次の授業の最初に与えることが効果的です。何をしたのかすっかり忘れた頃にフィードバックを与えても，大きな効果は期待できません。

　受講生全員に詳細にコメントするのは難しいかもしれません。そのような場合には，模範解答を配付したり，よくできていた学生の学習成果を本人の了解を得たうえで紹介したりしてもよいでしょう。また，課題を記した学生のノートに評価のハンコを押して，内容が不足していればそのことを伝えて返却するという方法も用いられています（土澤 2015）。

4 授業時間外の学習を支援する

1 教員に相談できる機会を与える

　学生は学習を進めるなかで，学習内容についての疑問や学習上の悩みなどをもつものです。学生が相談を希望する場合，授業時間外であっても教員は受け入れる必要があります。しかし，教員もさまざまな業務を抱えているため，常時学生に対応することはできません。その問題を解決する方法の1つは，**オフィスアワー**♪の設定です。これは，学生からの質問や相談に応じることのできる曜日，時間帯，場所をあらかじめ定めておくものです。

　オフィスアワーに関して機関で定められた方針があれば，それに沿って時間帯を設定します。オフィスアワーはシラバスへ記載し，初回の授業で学生に伝えましょう。試験前は特に学生の質問が増えるため，特別な相談日や相談時間をつくってもよいかもしれません。

　また，オフィスアワー以外に学生の相談にのる時間を用意できるかどうか，電話や電子メールによる質問を受け付けるかどうかなども，決めておきましょう。重要なのは，学生との間にルールを設けておき，それをお互いが理解し尊重するということです。

2 オフィスアワーの利用を奨励する

　オフィスアワーを設定しているのに学生が相談に来ないという声を聞きます。学生にとって自ら積極的に教員に相談に行くのは，勇気が必要な行為であることを理解しましょう。オフィスアワーの利用を奨励する方法としては以下のようなものがあります。

- オフィスアワーの目的と意義を説明する
- 授業終了後に教室にとどまり学生の質問に対応することで，教員に

- 質問することに慣れさせる
- 授業開始から数週間の間に，少なくとも一度はオフィスアワーを利用させる
- 提出したレポートの内容が不十分な学生に対して，課題を返却する際にオフィスアワーに来るように伝える

3 学習を支援する施設を紹介する

　学生が授業時間外の学習を進めるうえで，役に立つ学内施設の場所や受けることのできるサービスを学生に紹介しましょう。まずは，図書館や情報端末室を有効活用する方法を伝えます。グループでの課題を課す場合には，グループで学習できる教室や施設がどこにあるのか教える必要があります。グループで学習できる施設として**ラーニングコモンズ**を設置する機関もあります。入学当初のオリエンテーションで一通りは紹介されたかもしれませんが，日々の学習において十分に活用できていない学生は少なくありません。

　また，学生が利用できる施設は学外にもあるでしょう。公立図書館，他教育機関の図書館，日本看護協会図書館や都道府県看護協会図書室など専門書が閲覧できる施設や，専門書が揃えられた書店などを紹介しましょう。

　まずは，教員自身が学生の学習を支援する施設やサービスを把握したうえで，どのようなときに活用すればよいのかを学生に伝えましょう。

12章
教室をマネジメントする

1 教室マネジメントで学習を促す

1 2つのアプローチを理解する

　ストレスを感じる教室では，学生は学習に集中することができません。授業に対して高い意欲をもち積極的に参加するためには，学生が快適に学習できる環境が不可欠です。学生が快適に学習できる環境を整えることも，教員の役割の1つです。学生の学習を促す学習環境をつくり，維持するための教員の行動を，教室マネジメントといいます (Evertson and Weinstein 2006)。

　教室マネジメントには，2つのアプローチがあります。1つは，快適な学習環境をつくることです。教員と学生の信頼関係を構築する，授業のルールを決める，学生に期待する行動を明確にするなどがあります。もう1つは，問題が起きた後の事後対応です。授業中に携帯電話を操作している学生を注意する，授業に関係がないことをしている学生を個別に指導するなどがあります。

　教室のマネジメントを考える場合，問題が発生した後の対応に関心を向けてしまいがちです。確かに，状況にあわせて迅速に対応をするためには，具体的な方法を理解しておかなければなりません。しかし，問題が起きてから対応していては，教員の時間も心も消耗してしまいます。問題が起きてから対応するという姿勢ではなく，なるべく問題が起きないように心がけるほうがより効率的といえます。

2 組織の方針を理解する

　教室マネジメントの方針を組織として定めている学校もあるでしょう。欠席や遅刻・早退，授業中の携帯電話の操作，**カンニング**♪などにかかわるものです。教員は，組織の方針と一貫性のある対応をするために，組織の方針を理解しておく必要があります。

　組織の方針を理解したうえで，自分なりの方針を明確にします。方針を明確にするのは，すべての学生に対して公平かつ一貫した対応をするためです。学生によって対応が異なっていると，たとえば「遅刻をしても，女性には厳しいのに男性には優しい」など学生は不公平であると感じ，教員に対して不信感を抱きます。このような不公平感や不信感は，問題行動をさらに助長することにつながります。

2　快適な学習環境をつくる

1 学生との信頼関係を築く

　教員と学生との肯定的な信頼関係は，学生の学習意欲や授業への参加度，学習成果を高めることができます (Buskist and Benassi 2012)。このような信頼関係は，**ラポール**♪と呼ばれます。快適な学習環境をつくるうえで，教員と学生の関係性は大きな影響をもっているといえます。授業全体で教員と学生の関係性を高めるための工夫をしましょう。**表12-1**は，教員と学生の信頼関係を高めるための工夫を整理したものです。

2 ルールを明確に定める

　快適な学習環境をつくるためには事前にルールを明確にすることも重要です。初回の授業で受講ルールを伝えましょう。また，これらのルールが守られなかった場合の扱いについても，しっかりと伝えるようにし

表 12-1　教員と学生の信頼関係を高める工夫

・早めに教室に着いて，学生と話をする
・名前で学生を呼ぶ
・質問や意見を促す
・すべての質問を注意深く聞き，直接答える
・学生のよい考えをほめる
・学生の成長に関心を示す
・学生の反応に敏感になる
・教員もグループワークに参加する
・授業外の学生の活動に関心をもつ
・適切なユーモアを用いたり個人的な話をしたりする
・授業後に学生と話す

デイビス (2002) と Fleming (2003) より筆者作成

表 12-2　受講ルールの例

・授業中は携帯電話の電源を切り，バッグなどにしまってください
・バッグは膝の上に抱えず，机や椅子にかけてください
・欠席者分の配付資料は保管しません
・授業中の活動に参加しない者は欠席とみなします

中島編 (2016) p.153 より筆者作成

ます。

　ルールの決め方には 2 種類あります。1 つは，教員が事前にルールを作成し，学生に提示するというものです。初回の授業で配付する**シラバス**♪に，欠席，遅刻，途中退席，不正行為，授業中のマナーに関する受講ルールを掲載するようにします (Seeman 2010)。その場合は，ルールを設定した理由を説明し，学生を納得させる必要があります。**表 12-2** は，受講ルールの例です。

　もう 1 つは，学生がルールを決めるというものです。自分たちで決めるため，ルールに対して当事者意識をもたせることができます。教員がルールを決めるよりも，学生自身で決めたほうが，問題行動が減少するという研究結果もあります (DiClementi and Handelsman 2005)。

　学生にルールを決めさせることに不安を感じる教員もいるはずです。

> **コラム** **ルールで快適な学習環境を整える**
>
> 　教壇にまでは届かないような私語でも，近くの学生にとっては耳障りなようです。「後ろの学生の私語がうるさい」とミニッツペーパーに書かれてはじめて私語があったと把握したこともあります。
> 　学生たちは，学生間の人間関係がぎくしゃくすることを嫌ったり，自分が攻撃の対象になることをおそれたりして，私語をする学生に自ら直接注意することはほとんどありません。そのため，教員は真面目に学びたいと考えている学生の学習意欲を失わせないように学習環境を整えることが求められています。
> 　筆者は，初回の授業で，授業中の教室内でのルールと，ルールが守れない場合には退出を促すことを説明しています。たとえば，ほかの学生の迷惑になるような行為はしない，グループワークのときは誰かを攻撃するような発言をしない，教室内では常にお互いに気持ちよく学習できるよう配慮した行動をとるなどです。
> 　友だち同士で近くに着席していると，私語が出る可能性があります。そのため，くじ引きで配席したり，学籍番号順に着席させたりして，私語が出にくい環境づくりを工夫します。
> 　学籍番号順に着席させる場合には，学籍番号の近い学生同士で友だちになっていることが多いことを考慮し，単純に前から後ろへと学籍番号順に並べるのではなく，斜めに並べたり，奇数番号ばかりで並べた後に偶数番号で並べたりと，並べ方を工夫します。しかし，教員が決めるより，くじ引きなど無作為の方法のほうが授業への学生の参加を促しやすくなるため，できるだけ無作為の方法を用いるようにしています。
>
> （服部律子）

教員が決める項目と学生に決めさせる項目を分け，部分的に学生にルールを決めさせるという方法もよいでしょう。

3 望ましい行動を伝える

　ある特定の学生が積極的な学習行動を示したからといって，必ずしも学生全体の学習が促進されるとは限りません。たとえば，グループでの

ディスカッションでいつも同じ学生が話している，説明の途中に同じ学生が何度も質問をするなどの状態は，ほかの学生の学習意欲を損ねてしまう可能性があります。ディスカッションの仕方や授業での質問の仕方など望ましい行動を学生に説明する必要があるでしょう。たとえば，ディスカッションの仕方はルールとして明確化してもよいです**(表 12-3)**。

　望ましい行動を説明する際には，その行動を求める理由もしっかりと話します。「さまざまな人の意見を出し合うことに意義があります。自分の意見を話すだけでなく，人の意見もしっかりと聞きましょう。このような態度は，将来，看護師になっても求められます」や「質問はみなさんの理解を促すので大歓迎です。ですが，一通り説明を聞きたいという人もいます。説明の区切りのよいところで質問の時間を設けるので，そのときに質問をしてください」などです。

　また，過去の学生の行動を例にして，望ましくない行動を具体的に伝えることも方法の1つです。過去の学生の望ましくない行動を一覧にして，学生と話し合ってもよいでしょう。

表 12-3　ディスカッションのルールの例

- 積極的に注意深く耳を傾ける
- わからない場合には確認する
- ほかの人の話を遮らない
- 議論を独占しない
- ほかの人の意見を批判する場合でも相手を尊重する
- 人を批判するのではなく考えを批判する
- 裏づけ証拠のない意見を言わない
- 相手を不快にする意見は避ける
- 議論中に気分を害することを言われた場合には，すぐにそのことを知らせる
- 議論の質を高めるように努める
- ほかの人の意見を踏まえて建設的に話し合い，共通の理解を目指して協力する
- 常に本や文献を念頭におく
- 一般化せずに，自分の経験に基づいて話す
- 教室で見聞きしたことは他言しない

アンブローズほか (2014) p.235 より筆者作成

4 知的に誠実な姿勢を教える

　大学および専門学校などの**高等教育**機関に所属する者として，学生には知的に誠実な姿勢，いわゆる**知的誠実性**が求められます。知的誠実性とは，具体的には，自ら考え行動する，自らの能力をありのまま示す，自らの知性を高めるために継続的に努力する，先人の知に敬意を払い自らの知を探究するといった態度です。学生が知的に誠実であるために，教員は学生の基礎的な技能を高めたり，学問をするうえでのルールを伝えたりする必要があります。

　たとえば，レポートを例に考えてみましょう。学生がレポートを書くためには，文献を収集する，批判的に読む，論理的に書くといった基礎的な技能が求められます。授業のなかで，段階的にこれらの能力を高めていくようにします。また，レポートで他人の著作物を利用するうえでのルールである**引用**の方法を伝えます。他人の考えを不適切に引用したり，参考文献に表記せずに利用する行為は，**剽窃**(ひょうせつ)です。剽窃は，学生にとっては理解しにくい概念です（ブリンクリほか 2005）。引用の方法や参考文献の表記の仕方を口頭で説明するだけでなく，これらのルールをまとめた資料を準備し，学生に配付するとよいでしょう。

　剽窃以外にも，データを都合よく変更する，他人のレポートを自分のレポートとして提出する，ある授業で書いたレポートをほかの授業で使用するなども，不正行為に当たることを学生に伝えるようにします。剽窃などの不正行為は，知らなかったからといって許されるものではありません。このくらい学生は常識として知っているはずだと思わず，説明するようにしましょう。

5 自らが模範を示す

　学生に時間を厳守するように伝えているにもかかわらず，教員自身が毎回授業に遅れてくる，人の話をしっかり聞くようにと指導しているに

もかかわらず，学生の話に耳を傾けないといった行動をとっていませんか。教員は学生の**ロールモデル**になります。教員自身が行動で学生に模範を示していく必要があります。口頭でルールや望ましい行動を説明するだけでなく，しっかりと行動で模範を示すことが，問題行動の予防につながります。

3 問題が起きた後に対応する

1 問題行動を放置しない

　問題行動への対応において最も重要なことは，問題行動を放置せずに，できるだけ早く対応することです。学生が問題行動をとっているにもかかわらず，いかなる対応もしないのは，その行動をとってもよいというメッセージを学生に伝えているのと同じことです。たとえば，授業とは関係なく携帯電話を操作している学生がいたとします。この学生を放置するのは，「ほかの学生の邪魔にならなければ携帯電話でゲームをしてもいいですよ」というメッセージを学生に送っていることになります。また，問題行動への対応が遅くなればなるほど，対応は難しくなります。

2 さりげなく注意する

　非言語コミュニケーションを通して，問題行動をとっている学生にさりげなく注意することができます。内職や居眠り，軽微な私語に対して，多くの教員が最初にとる対応でしょう。学生自身に気づきを促すための具体的な非言語コミュニケーションとして，以下のものがあります。

- 説明を中断し，問題行動がとまるまで待つ

第 12 章　教室をマネジメントする　147

- 問題行動をとっている学生のほうを見つめる
- 問題行動をとっている学生に近づく
- 説明する声の音量を上げる，または下げる
- ベルなどを用いて音を鳴らす

　また，問題行動をとっている学生本人やその近くの学生に対して，学習内容に関連する質問をすることでも，学生の気づきを促せます。教員がこのような行動をとっても学生の問題行動がとまらない場合は，問題行動に対して直接的に介入していく必要があります。

3 問題行動を制止する

　問題行動を制止するうえで，大声で怒ることは適切な対応とはいえません。そのような怒鳴り声は，問題行動とは無関係な多くの学生を不快にします。また，教員の感情的な行動は，問題行動をとる学生を感情的にさせる可能性があり，対応を難しくさせるといわれています(Feldmann 2001)。

　問題行動を制止する際には，落ちついて理由を説明し，学生を説得するようにしましょう。問題行動を制止するために教員が用いる理由として，ルール，教員の意欲の低下，ほかの学生への影響，知的誠実性，看護師としての規範が挙げられます**(表12-4)**。制止の際には，どの理由が最も学生に伝わるかを教員自身のなかであらかじめ考えておきましょう。

表12-4　問題行動を制止する理由

ルール	この授業では携帯電話の操作は禁止でしたね
教員の意欲の低下	そのような差別的な発言は私も不愉快です
ほかの学生への影響	あなたの行為は周りの学生の学習に迷惑になります
知的誠実性	高等教育機関において剽窃は許されない行為です
看護師としての規範	看護師になるあなたにとって時間を守ることは重要です

4 個別に対応する

　学生が問題行動を継続して行う場合は，授業後に学生を呼び出し，個別に対応する必要があります。個別に対応するのは，教員が学生を責め立てるためではありません。問題行動をとる学生の言い分をしっかりと聞くためです。もし，学生との間に感情的な対立が生まれてしまうかもしれないと心配な場合は，ほかの教員に同席してもらうとよいでしょう。

　また，これまで授業に真面目に参加していた学生が，急に問題行動をとるようになった場合も，授業後に個別に対応します。急激な態度の変化の背景には，学生の個人的な問題があるかもしれません。できるだけ話しやすい雰囲気をつくるようにしましょう。

5 授業方法を見直す機会とする

　授業中の問題行動は，必ずしも学生のみに原因があるわけではありません。教員に原因がある場合もあります。

　表12-5からわかるように，教員の授業方法が，学生の問題行動を引き起こしている可能性があります。授業で学生の問題行動に直面した場合は，問題行動に対応するだけでなく，授業方法を見直してみることも必要かもしれません。

表12-5　学生の問題行動を引き起こす教員の授業方法

- 学生の理解度を考慮しない進度の速い講義をする
- 一方的に講義をする
- 学生からの質問や意見を受け付けない
- 親しみやすさがない
- 教えることに関心をもたない
- 学生を見下して拒絶する
- 評価や学生への対応に公平性がない
- 授業の開始時間に遅刻する

Knepp (2012)，Goss Lucas and Bernstein (2014) より筆者作成

授業方法を見直すうえで参考になるのが，学生の意見です。授業内容や授業方法に対して学生からフィードバックをもらうようにしましょう。たとえば，15回の授業を予定している場合は3回目や5回目など学期のはじめのほうで，これまでの授業のよい点や改善点などを学生に質問します。**ミニッツペーパー**♪を導入している場合は，授業に対するコメントを毎回書かせてもよいでしょう。また，授業の始まる前や終わった後に，一部の学生に直接，授業内容や授業方法に対する意見を求めることもできます。

付録　授業に役立つ資料

1　講義の学習指導案の例

科目名：母性看護学概論
授業回：第5回
テーマ：女性のライフサイクルと健康(1)　―思春期の心身の特徴―
学習目標：①思春期の女性の身体的，心理・社会的特徴を挙げることができる
②月経周期の調節機序を説明することができる
③月経周期確立までのプロセスを説明することができる
④ボディイメージの形成に影響を与える要因を挙げることができる
⑤他者との関係性の変化について説明することができる
準備物：投影資料，配付資料，ワークシート，ミニッツペーパー，グループワーク用グッズ（「子宮」「視床下部」「下垂体前葉」「卵巣」「子宮」「エストロゲン」「プロゲステロン」「性腺刺激ホルモン放出ホルモン(GnRH)」「卵胞刺激ホルモン(FSH)」「黄体化ホルモン(LH)」と書いた名刺サイズのカードを1グループに1セット分）
事前課題：教科書97頁から104頁の「女性生殖器の機能」を読んで事前課題シートを完成させてくる
その他：学生には学内ネットワークに接続できる情報端末を持参させる
授業開始時に4名1グループになるよう，くじ引きで座席を指定しておく

時間	方法	内容	留意点
5分	講義法	【導入】前回の授業の振り返りと今回の学習目標の説明 1. 前回の授業のポイントを復習し，ミニッツペーパーに記載されていた質問に回答する 2. 今回の学習目標を説明し，どのような看護場面で活用するのかを説明する 3. 今日の進め方を伝える	知識が活用される場面を想起できるよう具体例を挙げて説明する
5分	講義法	4. 準備状況を確認する 　1) 人のライフサイクルと発達課題について看護学概論で学習した内容を振り返る 　2) 思春期についてすでに学習した内容や報道などで知っている内容を確認する	発達心理学の観点から思春期について理解していない場合は，再度説明する
10分	ペアワーク	5. 興味や関心を喚起する	

		・「思春期には人の身体と心にどのような変化があるか」についてシンク・ペア・シェアを行う	ワークシートに記入させる 学生から出てきた意見を女性特有の特徴, 男性特有の特徴, 共通の特徴に整理して, 板書する
10分	講義法	【展開1】思春期の発育と第2次性徴の発現 1. 日本産科婦人科学会の思春期の定義を紹介する 2. WHOの思春期の定義を紹介する 3. データをもとに, 身長と体重の変化を説明する 4. 教科書の図をもとに, 乳房の発育と陰毛の発生を段階的に説明する	心理学的側面からの定義と身体的側面からの定義の違いを理解できるようにする スライドで提示しながら説明する
5分	ペアワーク	【展開2】初経発来のメカニズムと月経周期の確立 1. わが国の初経発来の平均年齢について情報端末で調べさせ, 全体で共有する 2. 身長と体重の発育曲線(展開1の3)に初経発来の平均年齢をのせて, 初経の発来と体格の変化を, ペアワークの内容とあわせて簡単に説明する	共有時に利用したサイトを確認し, エビデンスの妥当性に注意する
10分	グループワーク	3. 事前課題をもとに, グループワーク用グッズを用い, ホルモンのカードを移動させながら月経周期について確認する	机間巡視で学生が理解できているかを確認する グループでグッズのカードを囲みながら聞くようにさせる
5分	講義法	4. 無排卵性周期から排卵周期への移行を説明する	
10分	講義法	【展開3】ボディイメージ 1. 身体的変化の受容とボディイメージについて説明する 2. データをもとに, やせ志向とその要因を説明する	

15分	講義法	【展開4】アイデンティティと関係性 1. 映画「魔女の宅急便」のストーリーを解説する 2. ストーリーをもとに,思春期のアイデンティティについて説明する 3. ストーリーをもとに,他者との関係性の変化について説明する	時間があるようならば,「魔女の宅急便」を知っている学生にストーリーを話してもらう
5分	小テスト	【展開5】学生の理解度を確認する 1. 過去の看護師国家試験の問題をもとに,女性の思春期の特徴と月経周期に関する小テストを行う	机間巡視で学生が理解できているかを確認する
5分	講義法	2. 小テストの解説をする	解答をみせて自己採点させる
5分	講義法	【まとめ】 1. 学習内容を要約する ・今回の学習目標を再度提示して,学習内容を振り返る 2. 学習の手引きを与える ・思春期の女性の特徴を描いている映画や書籍を紹介する ・次回の授業で,月経異常などの思春期の女性の健康問題について学習することを伝える 3. ミニッツペーパーを記入させる	学生がレンタルしやすい映画や入手しやすく読みやすい書籍を紹介する

2　演習の学習指導案の例

科目名：母性看護論演習
授業回：第 10 回
テーマ：新生児の沐浴と寝衣交換
学習目標：①沐浴槽を用いた新生児の沐浴法を説明できる
　　　　　　②新生児の寝衣・おむつ交換の方法を説明できる
　　　　　　③新生児の沐浴を行う際の留意点を挙げることができる
　　　　　　④新生児の寝衣・おむつ交換時の留意点を挙げることができる
　　　　　　⑤沐浴法，寝衣交換，おむつ交換を組み合わせ，沐浴槽を用いた新生児の沐浴の一連の流れを組み立てることができる
準備物：ワークシート，新生児処置台，シミュレーター(沐浴人形)，沐浴に使用する物品一式，寝衣，おむつ，温度計(室温)，備え付けの沐浴槽 5 台，ベビーバスと洗面器 2 台，ビデオカメラ，投影設備
事前課題：VTR をみて，事前課題ワークシートに沐浴の準備と手順，寝衣・おむつ交換の手順を完成させてくる
事後課題：事前課題ワークシートと授業時のワークシートをみながら，事後課題ワークシートに沿って演習を振り返り，沐浴，寝衣・おむつ交換時の留意点を整理させる
その他：母性看護実習室で実施する
　　　　　学生には，立ってメモができるようボードと筆記具を持参させる
　　　　　授業開始時に 4 名 1 グループになるよう，くじ引きでグループを指定しておく
　　　　　今回の学習目標と事前課題の進め方は前回の授業で説明しておく

時間	方法	内容	留意点
5 分	講義法	【導入】準備状況の確認と方法の説明 1. 学習目標と進め方を説明する 2. 事前課題に取り組んで出てきた質問を確認する	
10 分	講義法	【展開 1】各手技のポイントの確認 事前課題の質問に対して解説する	・シミュレーター(沐浴人形)を用いて説明する ・全員がみえるようカメラで手元を撮影し，スクリーンに映し出す ・事前課題の用紙に説明内容を追記するよう促す

40分	実技	【展開2】シミュレーターを用いた実技 グループで協力しながら，事前課題と展開1での説明内容をもとに実技を行う 1. 沐浴の準備をする 2. おむつを外し(排便後の臀部清拭を含む)，脱衣させる 3. 沐浴する 4. 着衣させる	3～4グループに1名の教員がついて実技が順調に実施できるよう支援する
10分	グループワーク	【展開3】理解度の確認 1. 実施してみて難しかったこと，わからなかったことをグループで話し合いながら整理する	ワークシートに記入させる
10分	講義法	2. グループワークの「難しかったこと」「わからなかったこと」を全体で共有しながら説明する	説明を通して沐浴，寝衣交換，おむつ交換の留意点を理解できるようにする
5分	個人ワーク	3. 各手技の留意点を各自でワークシートに整理する	
5分	講義法	【まとめ】 1. 学習内容を要約する 2. 全体を通しての質問を確認する 3. 実習までの実技練習について説明する 4. 事後課題を説明する	
5分	片付け	5. 演習に使用した物品を所定の場所に返却し片付ける	
			後日，事前課題ワークシート，授業時ワークシート，事後課題ワークシートを提出させ，理解度を確認する

3　ミニッツペーパーの例

授業名		日付	年　月　日(　)
氏名			
今日の授業内容で重要だと考えた点を記してください。			
今日の授業内容でよく理解できなかった点，疑問に思った点を記してください。			

4　大福帳の例

授業名		
学籍番号	教員名	
氏名	学年	

回数 日付	学生から教員へのコメント (授業内容等への意見や疑問)	教員からのコメント
第1講 　月　日		
第2講 　月　日		
第3講 　月　日		
第4講 　月　日		
第5講 　月　日		
第6講 　月　日		
第7講 　月　日		
第8講 　月　日		
第9講 　月　日		
第10講 　月　日		
第11講 　月　日		
第12講 　月　日		
第13講 　月　日		
第14講 　月　日		
第15講 　月　日		

5 授業シートの例

母性看護学概論	学籍番号	G15……	氏名	●● ●●●

回数 日付	今日の授業で理解したこと・感想・質問など	教員からの回答・コメント
第1講 ●月●日	母性看護学は妊娠と出産だけかと思っていたけど、女性の一生の健康や、思春期の健康のための看護もあって、幅広いと思いました。勉強したことをどんなふうに活用するのかがわかってよかったです。最後の課題の話し合いでは、性行動に興味をもったからといって軽率な行動をしてはいけないと思いました。男性も女性も相手のことを考えて行動しないといけないと思いました。	みました
第2講 ●月●日	母性看護の歴史というとすごく自分のいる現代と離れているように感じていたけど、両親や祖父母の年齢と照らし合わせて考えたことで身近に感じられた。グループワークで日本の歴史を調べて、母子保健の歴史と照らし合わせると、社会の動きからいろんな制度ができていることを理解できました。	身近に感じると、興味もわいてきますね。人々の暮らしと施策が結びついていることを理解できてよかったです。
第3講 ●月●日	母子手帳はお母さんのものだと思っていたけど、子どものものだと知って驚いた。家族形態が多様になっているので、それに伴って手帳も変化しているんだと思った。 母子手帳に歯科検診のページがあるのはなぜですか？	妊娠すると、う歯や歯周疾患になりやすくなるからです。よくみつけましたね。
第14講 月 日		
第15講 月 日		

6 用語集

e ラーニング
パソコン，携帯電話などの情報技術を活用して行う学習。学習者が好きな時間と場所で，自分の進捗状況にあわせて学習することができる。教室での授業と e ラーニングを組み合わせたものはブレンド型学習と呼ばれる。

GROW モデル
目標の達成に向けた行動を促すコーチングの技法。Goal（目標設定），Reality/Resource（現状・資源把握），Options（方法の選択），Will（目標達成の意思確認）の4段階で問いかけていく。

Plus/Delta
シミュレーション教育においてデブリーフィングを行う際の枠組み。まず，参加者が自身のよかった点（Plus）を挙げた後に，指導者が参加者のよかった点を挙げる。次に，参加者が自身の改善点（Delta）を挙げた後に，指導者が改善点を挙げる。

TBL (Team-Based Learning)
学生が予習した内容をもとに，個人とチームで問題を解決していく技法。チーム基盤型学習と訳される。知識の習得だけでなく，コミュニケーション能力や問題解決能力の育成も重視している。看護学，医学，経営学，自然科学などのさまざまな分野で取り入れられている。

アイコンタクト
コミュニケーションやプレゼンテーション，会話などで視線と視線をあわせること。アイコンタクトを適切にしないと，他者への配慮に欠けていると判断されることがある。一方，過度に相手の目を見続けるのは失礼な行為だと考えられることもある。

アイスブレイク
初回の授業や研修の冒頭で行う簡単なゲームやクイズ，運動などの活動。参加者の不安や緊張を氷にたとえ，その氷をくだくという意味が語源。場をなごやかにし，参加者の積極的なコミュニケーションを促す効果がある。毎回の授業のはじめにミニアイスブレイクを行うのも効果的である。

アクティブラーニング
教授者による一方向的な講義形式の教育とは異なり，学習者の能動的な学習への参加を取り入れた教授・学習法の総称。問題解決学習，ディスカッション，グループワーク，プレゼンテーションなどを含む。

穴埋め問題
文章の一部を空欄にし，そこに該当する解答を記入させる客観問題。解答を選択肢のなかから選択させる選択式と単語や数字を記入させる記述式がある。学習内容を記憶・理解しているかを評価するのに適している。空欄を多くしてしまうと，文脈から解答を推定していくことが困難になる。

インフォグラフィック
データや情報をイラストや図などでわかりやすく表現したもの。視覚で直感的に理解を促すことができる点に特徴がある。ダイアグラム，チャート，フローチャート，相関図，年表などがある。情報を整理して相手に伝わるように表現することが重要。

引用
他人の書いた文章を自分の文章のなかに適切に取り入れる行為。引用をする際には，出所を明示する必要がある。文章をそのまま用いる直接引用と，内容を要約して用いる間接引用がある。教育機関において引用の方法が適切でない場合，剽窃や盗用といった不正行為とみなされる。

オープンクエスチョン
「なぜ」「どのように」などではじまる自由に答えることができる質問。相手に考えさせたいときや質問者が考えつかないような答えを期待するときに効果的である。考えるというプロセスを経るため，答える側に気づきが期待される。

オフィスアワー
授業内容などに関する学生の質問や相談に応じるための時間として，教員があらかじめ示す特定の時間帯。この時間帯であれば，学生は予約することなく教員を訪ねることができる。欧米の大学ではじめられたといわれるが，日本の教育機関でも導入され，シラバスなどにオフィスアワーを記載している。

学習管理システム
受講者の登録，学習履歴の管理，学習の進捗管理，教材の配信を統合的に行うシステム。LMS (Learning Management System) とも呼ばれ，多くの大学で導入されている。e ラーニングだけでなく，対面での授業を補完する手段としても用いられる。

学習指導案
教員が授業を行う際に立てる指導計画を記述したもの。指導案，授業案，教案とも呼ばれる。学習指導案には1つの単元や教材を対象とした長期的な指導計画と，1回の授業計画とがあるが，一般的には後者を指す。導入，展開，まとめといった形で時系列的に記述される。

隠れたカリキュラム
教育する側の意図とは無関係に，学校生活のなかで学習者自身が学びとっていくすべての事柄。学習者は社会の価値や規範，行動様式などを学びとっていく。隠れたカリキュラムのなかには，個人の属性による社会的な役割意識が含まれることもあり，そのような役割意識を助長する場合は問題と考えられることがある。

カリキュラム
教育目標を達成するために，学校が計画的に編成する教育内容の全体計画。教育課程ともいわれる。カリキュラムを編成する際には，何を教えるかという学習の範囲と，どのような順序で教えるかという配列が重要になる。

カンニング
試験における不正行為。持参したメモや参考書，他人の解答用紙をみるなどの不

正な方法で解答を導く。和製英語であり，英語では cheating という。

キャロルの時間モデル
学習到達度は，学習者の学習目標の達成に必要な時間に対して，実際にどれだけ学習に時間を使ったかの割合で表現できることを示したモデル。成績の差が個々の学習者の能力ではなく学習時間に起因すると説明した。

教育基本法
日本の教育に関する原則を定めた法律。教育に関する法令の運用や解釈の基準となる性格をもつことから教育憲法と呼ばれることもある。1947 (昭和 22) 年に制定され，2006 (平成 18) 年に改正された。前文と 18 条から構成される。

教育の機会均等
教育を受ける機会を平等に保障すること。具体的には，人種，信条，性別，社会的身分，経済的地位，出身など能力以外の要因によって差別されることなく，各人に等しく教育の機会が与えられることである。日本国憲法と教育基本法で定められている。

教育の質保証
教育機関が提供する教育が確かなものであることを示す行為。法令に明記された最低基準としての要件を満たしていること，認証評価などで設定される評価基準に適合していることに加え，教育機関が設定する目標の達成や学生の就職先などの関係者のニーズの充足といったさまざまな質を確保することが求められる。

教科書
授業において中心的な教材として用いられる図書。小学校から高校までは，民間が発行する教科書に対して政府が検定を行っている。看護教育を含めた高等教育では，検定の制度はなく，採択の有無を含め学校が教科書を自由に選定することができる。

協同学習
学習者が小集団となり協力して課題に取り組むことで，お互いの学習効果を最大限に高めようとする学習形態。単にグループに分けて学習させるだけではなく，集団内の互恵的な相互依存関係をもとに学習を行う点に特徴がある。

クリッカー
双方向型の授業を行うための授業支援ツール。授業応答システムとも呼ばれる。教員の提示したクイズやアンケートに，学生 1 人ひとりが専用のリモコンをもって回答する。回答の集計結果がすぐにスクリーンに提示されるため，教員は学生の理解度などを瞬時に把握することができる。

クローズドクエスチョン
答えが「はい」か「いいえ」に限られる質問，もしくは選択肢のなかから 1 つの答えを選ぶ質問。対話のスピードを必要とするときや物事を確認するときに効果的である。答えが限定されるため，答える側が窮屈に感じてしまう側面がある。

講義法
教員が説明することで知識を伝達する方法。明治時代に日本の学校教育に導入され，現在でも多くの学校で活用されている。多人数の学習者に多くの知識を効率

的に伝えることができるという特徴がある。アクティブラーニングは，講義法と対照的に使用される。

肯定的フィードバック
学習者が学習目標に到達できている点に注目して与えるフィードバック。学習者が自身の成長を理解でき，意欲を高めることができる。学習の改善を促すためには，否定的フィードバックを組み合わせる必要がある。

高等教育
初等教育，中等教育に続く最終段階の教育。高等学校の卒業が入学資格であり，教育課程を修了した者に学位や称号が授与される。日本では，大学，大学院，短期大学，高等専門学校の4年以上，専修学校の専門課程などが含まれる。

合理的配慮
障害のある人に対する個別の調整や変更のこと。障害のある人が障害のない人と平等に人権を享受し行使できるよう，1人ひとりの特徴や場面に応じて発生する障害・困難さを取り除くことを目的とする。2016 (平成28) 年施行の障害者差別解消法によって，行政機関などおよび事業者に合理的配慮が求められるようになった。教育機関での具体例としては，聴覚障害の学生に対する，FM補聴器などの補聴環境の整備や教材用ビデオなどへの字幕挿入などがある。

コースパック
授業全体を通して学生に配付する資料や情報を1つにまとめたもの。初回の授業で学生に配付する。シラバス，講義資料，ワークシート，参考文献ガイドなどが含まれる。アメリカの大学において広く普及している。

コーチング
対話によって学習者の自己実現や学習目標達成を目指す技法。語源は馬車であり，大切な人を，その人が望むところまで，安全に送り届けるという意味から派生している。心理学やカウンセリングの理論や技法などから構成される。

ゴシック体
縦画と横画の太さがほぼ均等な日本語の書体。遠くからみても文字が判別しやすい反面，漢字が多い文章や長文には不向きである。

個人内評価
個人の能力や成績を，本人の過去の成績やほかの授業の成績などと比較して評価する方法。評価基準を個人のなかに設定するため，個人がどれほど成長しているのかを測定することができる。個人の特性に応じて学習者1人ひとりの全体的な成長を支援するのに適している。客観性と妥当性を高めるために，ほかの評価方法と組み合わせるなどの工夫が必要となる。

コンセプトマップ
概念と概念を線で結ぶなどして，概念間の関係性を視覚化する技法。概念地図ともいう。概念の関係性の整理や課題の発見などに適している。学生に作成させ，概念間の関係性を理解しているかどうかを評価する際にも活用できる。

サンセリフ体
文字の線の端につけられる線や飾り (セリフ) のない欧文の書体。縦線・横線の太

さはほぼ均等で，スクリーンに投影する場合に適している。代表的なフォントとして，Arial, Helvetica, Corbel, Calibri, Segoe UI がある。

ジグソー法
メンバーごとに担当を決めて教え合う技法。ピースをあわせて全体を完成させるジグソーパズルが用語の由来。たとえば，学習内容を3分割し，それぞれを3人グループの1人が担当する。その後，同じ学習内容を担当するメンバーで専門家チームをつくり学習する。専門家チームでの学習成果をもとのグループにもち寄り，お互いに内容を教え合う。

自己効力感
人が何らかの課題に直面したとき，自分はそれが実行できるという期待や自信のこと。バンデューラが唱えた概念で，動機づけに大きな影響を及ぼす要因の1つと考えられている。

自己評価
学習者自身による評価。学習者が自分の成果を振り返り，学習経験を次の行為に活用するために行われる。学習者が自分の学習状況を日常的に点検できる能力を身につけている必要がある。

四分六の構え
板書する際に，身体の4割を黒板に，6割を受講者のほうへ向ける教員の姿勢。身体を斜めにして板書することで，受講者の顔を視野に入れることができる。教育学者の大西忠治氏が提唱した。

シミュレーション教育
模擬的な環境のもとで，学習者が実際に体験と省察することを通じて学習する手法。シミュレーターを使った航空機の操縦訓練のように，シミュレーションは教育においても活用される。初心者でも，失敗が許される環境で何度でも繰り返し学習することができる。看護教育においても，実際の臨床現場を再現した環境で学習するなど広く活用されている。

授業研究
授業を観察・記録した資料をもとに授業改善の方策を明らかにする研究。方法には，授業者と授業参観者との意見交換，事前に録画した動画を視聴しながらの意見交換，模擬授業，授業実践の共有などがある。

授業評価アンケート
授業の最後に学生に対して行うアンケート。授業内容や教員の教え方，授業に対する教員の態度などについて学生に評価や意見を求める。たとえば，自由記述以外に，授業内容，教員の話し方，教員の板書の仕方，配付された教材に対する満足度や授業内容の理解度について，選択肢から回答を選択させる。

主発問
その授業のなかにおいて最も重要な学習につながる発問。主発問を補う発問として補助発問がある。主発問はその授業の学習課題につながるもので，1つか2つしか提示しないため，補助発問によって思考を促し，学習者の理解を深める。

守破離
熟達の段階を3段階で示したもの。剣道や茶道などにおいて使われる。師や流派の教え，型，技を忠実に守り，確実に身につける「守」，ほかの師や流派の教えについても考え，よいものを取り入れ，発展させる「破」，1つの流派から離れ，独自の新しいものを生み出し確立させる「離」から構成される。

シラバス
各授業の授業計画。具体的には，授業担当者，授業概要，学習目標，各回の学習内容，評価方法と基準，教科書，参考図書，授業時間外の学習課題などが記されている。学生が，予復習など授業時間外での学習を進めるうえでの参考資料となる。履修を決める際の資料，教員相互の授業内容の調整，学生による授業評価にも使われる。

シンク・ペア・シェア
すぐに話し合いをさせるのではなく，まず1人で考えさせ(シンク)，その後2人組となって話し合い(ペア)，全体で意見を共有する(シェア)という3段階で進める協同学習の技法。個人，ペア，全体と段階的に進めていくので，学習者が自分の意見を述べやすい雰囲気をつくりだせる。

ステレオタイプ
ある集団内で共通に受け入れられている単純化された概念や固定的なイメージ。嫌悪，善悪，優劣などの感情を伴うことが多く，性差別や外国人差別といった偏見を助長する原因となる。もともとは，活版印刷用の鉛の型板を意味する言葉。

正誤問題
正しいか間違っているかを問う客観問題。問題の後に○×を記入させる形式，正しいものあるいは間違っているものを選択させる形式がある。問題を作成することは簡単であるが，偶然による正解が起こりやすい。

省察的実践家
臨機応変に対応することが必要な職場において振り返りを通して熟達していく専門職像。反省的実践家ともいう。専門分野の体系化された知識や技術を学び，それを現場で活用することで熟達していくと考えられていた従来の専門職像とは異なる考え方。ショーンが提唱したモデルであり，教員や看護師の専門職像を考える際に活用される。

絶対評価
個人の学習の到達度を，他者と比較することなく，学習目標に照らして評価する方法。学習目標を細分化・具体化し，個人の到達度の違いを明確に評価できるように工夫する必要がある。

セリフ体
縦線が太く，文字の線の端に線や飾り(セリフ)のある欧文の書体。論文などの長い文章に向いている。代表的なフォントとして，Century や Times New Roman, Garamond がある。

相対評価
個人の能力や成績を集団内のほかの学習者と比較し，その相対的な位置によって

評価する方法。具体的な評価基準を定めることが難しい場合に適している。

即時フィードバック
学習に対してすぐに与えるフィードバック。スキナーによって提唱されたプログラム学習に取り入れられている原理の1つである。裏返すと瞬時に答えがわかる単語カードは，この原理を応用したものである。

大学設置基準
日本で大学を設置するのに必要な最低の基準を定めた法令。この基準は大学の設置後も維持しなければならない。教員組織，教員の資格，収容定員，教育課程，卒業の要件などが定められている。大学設置基準は省令であり，文部科学大臣が制定することができる。

体験学習
学習者が自ら体験し，感じ，考え，習得していく学習方法。視覚，聴覚，触覚，味覚，嗅覚といった自らの五感，頭脳と身体と感情といった学習者のすべてを通して学ぶことが特徴である。類似の概念として職業人が経験から学ぶ経験学習もあるが，学習目標をもつ学習活動や教育実践においては体験学習が使われることが多い。

大福帳
授業終了時に学生にコメントを書かせる用紙。教育学者の織田揮準氏が，学生の授業に関する意見や感想を授業毎に収集することで，細やかな授業改善ができると考え，開発した。学生が書いた内容に対し，教員からのコメントを書く欄を設けることで，個々の学生との双方向のやりとりを紙上で実現できる。出席簿としても活用できる。

多肢選択問題
複数の選択肢のなかから，解答を選択する客観問題。解答を1つ選択する択一式と複数選択する複数選択式がある。問題の意図に沿った誤答をつくることが難しい。

単位制度
授業科目を単位と呼ばれる学習時間数に分けて修得していく制度。大学などでは1単位あたり45時間の学習を必要とする内容とすることが定められている。学習時間には予習復習などの授業時間外の学習も含まれる。必要な単位数が修得されているかどうかをもとに卒業が認定される。

遅延フィードバック
学習に対して時間が経ってから与えるフィードバック。フィードバックを意図的に遅く与えることで，学習者自らが学習を自己評価する時間を提供できる。

知的誠実性
学問に携わる者に求められる誠実性。学問的誠実性ともいう。具体的には，自らの知性を高めるために継続的に努力する，先人の知に敬意を払い自らの知を探求するなどがある。学生だけでなく，教員にも求められるものである。知的誠実性に反する行為として，剽窃，カンニング，データの捏造などが挙げられる。

ディベート
あるテーマについて異なる立場に分かれ，交互に立論，質疑応答，反論などを行

う技法。チームに分かれて試合形式にする場合も多い。相手を説得する論理的な能力を含む多様な汎用的能力を育成することができる。

デブリーフィング
体験学習において，体験とその原因を2人以上で振り返ること。体験のなかでの行動，思考，感情の分析を通して，気づきを促すことを目的としている。もともとは，状況報告と事実確認を意味する軍事用語である。

伝統的学生
高校卒業後すぐに大学に入学する，伝統的に多数派を占める同年齢層の学生。社会経験をもつ成人学生やパートタイム学生を非伝統的学生と呼ぶ。

導入・展開・まとめ
授業づくりの基本的な構成。初等・中等教育の教員が作成する学習指導案はこの構成で作成されている。3つのパートで組み込むべき工夫や考慮すべき点は異なっている。

バズ学習
学習者をグループに分けて，議論をさせる技法。6人で6分間議論した後に，全体で議論を行うことから六六法とも呼ばれる。6人の活発な話し合いの様子が，ブンブンと蜂が騒ぐのと似ていることから名づけられた。バズ・セッションとも呼ばれる。

発問
指導者が学習者に対して行う教育的な意図をもった問いかけ。問いかけることで，興味を喚起したり，発想を広げたり，思考を深めさせたりすることができる。

反転授業
従来，授業中に教室内で行われていた内容を授業外学習にし，授業外で行われていた内容を授業中に行うという形で入れ替える教授学習の方法。事前にビデオや視聴覚教材を用いて講義を視聴し，授業のなかではテスト，ディスカッション，プレゼンテーション，グループワークなどの演習を行う。

汎用的能力
特定の文脈をこえて，さまざまな状況のもとで活用することのできる能力。批判的思考力，コミュニケーション力，リーダーシップ，創造性，柔軟性などが挙げられる。転移可能な能力とも呼ばれる。汎用的能力を重視した概念として，中央教育審議会答申で提示された学士力，経済産業省の提言する社会人基礎力がある。

ピア・フィードバック
学習者同士によるフィードバック。指導者からのフィードバックとは異なり，自由な雰囲気で評価結果を伝えることができる。効果的に活用するためには，学習者の評価能力を高めたり，率直に評価し合える学習者同士の関係性を構築したりしておく必要がある。

非言語コミュニケーション
言葉以外の手段を用いたコミュニケーション。顔の表情，顔色，視線，身振り，手振り，姿勢のほか，相手との物理的な距離のおき方や，服装，髪型などが含まれる。国や文化によって異なる意味を示すものがあるため，異文化をもつ相手と

のコミュニケーションでは注意が必要である。ノンバーバルコミュニケーションとも呼ばれる。

ビジュアルハンド
ボディランゲージの1つで，手の動きで話している内容を視覚的に伝えること。話している内容と手の動きを一致させる必要がある。

否定的フィードバック
学習者が学習目標に到達できていない点に注目して与えるフィードバック。より適切な方向に学習を変容させることを目的としている。学習者の意欲を低下させる可能性があるため，学習者の心情に配慮して与える必要がある。建設的フィードバック，修正的フィードバックとも呼ばれる。

剽窃
他人の著作から，部分的に文章，語句などを取り出し，自作のなかに自分のものとして用いること。剽窃をしないためには出所がわかるように適切に引用する必要がある。教育機関において剽窃は重大な不正行為とみなされる。

フィードバック
形成的評価の1つで，学習の進捗状況やプロセスに対して評価結果を返す行為。到達度を判定するだけでなく，学習を促進するためにも活用できる。フィードバックにはいくつかの方法があり，その方法を選択する際には，学習者に対する効果，学習者の人数，指導者の時間や労力，教室環境を考慮する必要がある。

フィードバック・サンドイッチ
学習者の意欲に配慮してフィードバックを与える1つのモデル。肯定的フィードバック，否定的フィードバック，肯定的フィードバックの順序で，学習者にフィードバックを与える。サンドイッチのように間に否定的フィードバックを挟むことによって，改善に向けた情報を受け入れやすくなる。

双子の過ち
教員が指導する際に陥りやすい2つの失敗。ウィギンズとマクタイが提唱した授業方法の課題。1つは，教員が学習内容の網羅を目指すことによって学生が学習目標に達しないという失敗である。もう1つは，教員が活動を重視するが活動によって学生が学習目標に達しないという失敗である。

ペーパーペイシェント
看護過程の展開を学習するうえで用いられる架空の患者設定。紙上患者ともいう。患者の属性，家族関係，疾患や治療の経緯，患者の発言や心情などが細かく設定されている。

ペンドルトン・モデル
対話によるフィードバックの1つのモデル。フィードバック・サンドイッチの変形版で，学習者による自己評価の機会を組み込んだもの。指導者と学習者との対話を通して行うため，学習者が何を継続し，何を改善すべきかを理解しやすい。

ポートフォリオ
学習者が学習のプロセスで作成した成果物などを蓄積したもの。成果物には，ノート，配付資料，メモ，ワークシート，レポートなどが含まれる。学習プロセ

スの評価や学生の振り返りに活用される。もともとは，紙ばさみや入れ物を意味する言葉である。

ボディランゲージ
非言語コミュニケーションの1つで，言葉を用いずに，身振りや手まね，ジェスチャーで相手に意思を伝えるもの。身体言語や身振り言語ともいう。具体的には，目配せ，眉毛の上げ下げ，手や腕の動作，口元の動きなど。動作は同じでも，文化によって意味が異なる場合がある。

本質的な問い
専門分野において中心的で学習を促す重要な問い。ウィギンズとマクタイは，学習内容を1つひとつ網羅するのではなく，その学習領域における本質的な問いに基づいて授業全体を構成し，学習者の深い理解につなげていくべきであると提言した。

ミニッツペーパー
授業終了時に学生にコメントを書かせる用紙。学生には，講義の要点や疑問に思ったことを数分で記入させる。授業後に学生のコメントを読むことで，学生の理解度や次の授業でフォローすべきポイント，自身の教え方の改善点などを把握できる。

明朝体
縦画が太く，横画が細い日本語フォント。横画のはじめの打ち込み，横画のおわり，縦画のはねなどに特徴があり，論文などの長い文章に向いている。

メタ認知
自分自身の思考や行動を認識する際に客観的に把握し，認識をすること。それを行う能力をメタ認知能力という。自分の認知活動(思考，記憶，情動，知覚)を見直し調整することで，自分にとって効果的な学習を自分自身で検討することができるため，教育においてメタ認知能力を高めることは重要な課題である。

模擬患者
実際の患者と同じような症状や会話を再現できる患者役を演じる人。あらかじめ作成されたシナリオに基づいて患者役を演じ，症状を話したり質問に答えたりする。

ゆさぶり発問
学習者の思考をゆさぶるような問いかけ。学習者の思考や認識にあえて疑念を呈したり，混乱を引き起こしたりすることによってより確かな見方へと導くことができる。

ラーニングコモンズ
学生の学習支援を目的に図書館などに設けられた学習空間。コンピュータ設備や資料を提供するだけでなく，グループ学習用の机や椅子などが配置されている。学生の自学自習を支援する専門スタッフがいる場合もある。

ラウンド・テーブル
アイデアを広げるために，グループのメンバーが順番にライティングを行う技法。与えられたテーマに対して，語句や短い文章で書き，グループの次のメンバーに

交替する。グループ内のメンバーが等しく活動に参加でき，多様な考え方に触れることができる。

ラポール
互いに信頼し合い，安心して感情の交流を行うことができる関係が成立している状態。相手の承認や信頼を得ることが必要とされる教育や看護において重要な概念である。

リフレクティブサイクル
体験を学習に変える振り返りのモデル。ギブスにより提唱。記述・描写，感覚，評価，分析，結論，行動計画の6段階で進められる。時系列，具体と抽象，事実と感情が適切に組み込まれたモデルであり，この手順で発問することで学習者の経験を学習につなげていくことができる。

ルーブリック
観点と尺度からなる評価基準を示した評価ツール。評価基準を明確化するために，それぞれの到達度を具体的に記述している点に特徴がある。さまざまな知識と技能を統合した学習成果を評価するのに適している。複数人で評価する場合，共通の評価基準で評価することができる。

レディネス
ある学習が成立するために必要な学習者の準備状況。レディネスを規定する主な要因として，学習者の知識，技能，意欲，過去の経験などがある。

ロールプレイ
ある特定の場面を想定し，ふだんの自分とは異なる人物の役割を演じさせる学習活動。役割演技を通じてさまざまな場面での対応方法を学ばせるとともに，異なる立場の人の視点や考え方，気持ちを理解させることなどを目的とする。

ロールモデル
自分が目指したいと思う模範となる存在。発想の豊かな人，交渉能力の高い人，私生活が充実している人など，自分に不足している知識や身につけたい態度に応じて，複数の人をロールモデルとすることもできる。

文献

赤堀侃司(2015)：スマートフォンのカメラ機能とノートテイキングの学習効果に関する比較研究，白鴎大学教育学部論集9(1)：53-67.

新井英靖，荒川眞知子，池西靜江，石束佳子(2013)：考える看護学生を育む 授業づくり―意欲と主体性を引き出す指導方法，メヂカルフレンド社.

スーザン・A・アンブローズ，マイケル・W・ブリッジズ，ミケーレ・ディピエトロ，マーシャ・C・ラベット，マリー・K・ノーマン(栗田佳代子訳)(2014)：大学における「学びの場」づくり―よりよいティーチングのための7つの原理，玉川大学出版部.

池田輝政，戸田山和久，近田政博，中井俊樹(2001)：成長するティップス先生―授業デザインのための秘訣集，玉川大学出版部.

池西靜江，石束佳子(2015)：看護教育へようこそ，医学書院.

石井紀子(2011)：「形態機能学」で看護教員が教えられること―第3回動く，看護教育52(4)：312-317.

石田佐久馬(1987)：発問・板書・ノート(第6版)，東洋館出版社.

井上光洋，児島邦宏，西之園晴夫，八田昭平，藤岡完治編(1988)：授業技術講座 基礎技術編3 教師の実践的能力と授業技術[基礎編]，ぎょうせい.

グラント・ウィギンズ，ジェイ・マクタイ(西岡加名恵訳)(2012)：理解をもたらすカリキュラム設計―「逆向き設計」の理論と方法，日本標準.

江川玫成(2005)：子どもの創造的思考力を育てる16の発問パターン，金子書房.

ノエル・エントウィスル(山口栄一訳)(2010)：学生の理解を重視する大学授業，玉川大学出版部.

大西香代子(2011)：落とすべきか，通すべきか―それが問題だ：学生レポートをめぐる「倫理」の顛末，看護教育52(2)：120-122.

大西忠治(1987)：授業つくり上達法―だれも語らなかった基礎技術，民衆社.

大西忠治(1988)：発問上達法―授業つくり上達法PART2，民衆社.

マリリン・オーマン，キャスリーン・ゲイバーソン(舟島なをみ監訳)(2001)：看護学教育における講義・演習・実習の評価，医学書院.

奥野ひろみ，五十嵐久人，高橋宏子，山﨑明美，石田史織，成田太一(2014)：公衆衛生看護を学ぶ学生のためのケースメソッド演習の開発とその効果に関する研究，信州公衆衛生雑誌8(2)：73-79.

押木秀樹，加藤亜紀，森本光(2005)：教員養成における板書の書字能力向上に関する基礎的研究，書写書道教育研究19：85-94.

織田揮準(1991)：大福帳による授業改善の試み―大福帳効果の分析，三重大学教育学部研究紀要(教育科学)42：165-174.

片岡徳雄(1990)：教科書．細谷俊夫，河野重男，奥田真丈，今野喜清編：新教育学大事典第2巻，414-418，第一法規.

上條晴夫 (2007)：子どもを注目させる指示・発問・説明の技術，学事出版．
河原崎德之，藤田建吾，吉留忠史 (2010)：カラーユニバーサルデザインを考慮した板書に関する研究，ロボティクス・メカトロニクス講演会講演概要集．
桔梗友行編 (2012)：子どもの力を引き出す新しい発問テクニック，ナツメ社．
岸俊行，塚田裕恵，野嶋栄一郎 (2004)：ノートテイキングの有無と事後テストの得点との関連分析，日本教育工学会論文誌 28 (suppl)：265-268．
パトリシア・クラントン (入江直子，豊田千代子，三輪建二訳) (1999)：おとなの学びを拓く―自己決定と意識変容をめざして，鳳書房．
黒井みゆ (仮) (2010)：ありのままのその人を受け入れることのできる教育の場に，看護教育 51 (8)：644-645．
ジョン・M．ケラー (鈴木克明訳) (2010)：学習意欲をデザインする―ARCS モデルによるインストラクショナルデザイン，北大路書房．
向後千春 (2012)：いちばんやさしい教える技術，永岡書店．
小山眞理子編 (2003)：看護教育講座 1―看護教育の原理と歴史，医学書院．
齋藤益子 (2017)：看護教員はセクシュアリティをどこまで意識しているか，看護教育 58 (3)：170-177．
櫻田潤 (2013)：たのしい インフォグラフィック入門，ビー・エヌ・エヌ新社．
佐藤浩章編 (2017)：シリーズ大学の教授法 2―講義法，玉川大学出版部．
佐藤みつ子，宇佐美千恵子，青木康子 (2009)：看護教育における授業設計 (第 4 版)，医学書院．
清水康敬，安隆模 (1976)：板書文字の適切な大きさに関する研究，日本教育工学雑誌 1 (4)：169-176．
ドナルド・ショーン (佐藤学，秋田喜代美訳) (2001)：専門家の知恵―反省的実践家は行為しながら考える，ゆみる出版．
白井一之 (2013)：場面別でよくわかる発問・指示の極意，明治図書出版．
新福洋子 (2015)：TBL (チーム基盤型学習) における事前課題の位置づけと効果，看護教育 56 (5)：434-437．
杉森みど里，舟島なをみ (2014)：看護教育学 (第 5 版増補版)，医学書院．
ヴィクトリア・スクールクラフト (豊澤英子，荒尾博美，脇幸子，中村紘一訳) (1998)：看護を教える人への 14 章，医学書院．
鈴木克明 (2002)：教材設計マニュアル，北大路書房．
髙木晴夫，竹内伸一 (2006)：実践！　日本型ケースメソッド教育，ダイヤモンド社．
高橋佑磨，片山なつ (2014)：伝わるデザインの基本―よい資料を作るためのレイアウトのルール，技術評論社．
田島桂子 (2004)：看護実践能力育成に向けた教育の基礎 (第 2 版)，医学書院．
谷口亜紀子，佐藤こずえ (2015)：ホワイトボードを活用したカンファレンスの効果と課題，看護研究集録：21-22．
中央教育審議会 (2012)：新たな未来を築くための大学教育の質的転換に向けて，文部科学省．

著作権法第35条ガイドライン協議会(2004)：学校その他の教育機関における著作物の複製に関する著作権法第35条ガイドライン．

塚本都子(2013)：看護教育課程における授業設計が目指すもの—学生の探究的視点を促す意図的な授業の仕掛け，看護教育 54(4)：280-286．

土澤るり(2015)：私たちは事前課題にこう取り組んでいる(2)—1年生後期の胸部フィジカルアセスメントに向けて，看護教育 56(5)：420-426．

バーバラ・グロス・デイビス(香取草之助監訳，光澤舜明，安岡髙志，吉川政夫訳)(2002)：授業の道具箱，東海大学出版会．

内藤知佐子，伊藤和史(2017)：シミュレーション教育の効果を高める—ファシリテーター Skills & Tips，医学書院．

中井俊樹(2007)：大学教育の質的向上のための教員・学生・大学組織の役割と相互関係—『ティップス先生からの7つの提案』を活用した教授学習支援，大学評価・学位研究 5：1-16．

中井俊樹編(2014)：看護現場で使える教育学の理論と技法，メディカ出版．

中井俊樹編(2015)：シリーズ大学の教授法 3 —アクティブラーニング，玉川大学出版部．

中井俊樹，飯岡由紀子(2014)：看護教員のための教授法入門①〜⑫，看護展望 39(1)，39(3)-39(13)．

中井俊樹，小林忠資編(2015)：看護のための教育学，医学書院．

中島英博編(2016)：シリーズ大学の教授法 1 —授業設計，玉川大学出版部．

名古屋大学高等教育研究センター(2005)：ティップス先生からの7つの提案(教員編)．

夏目達也，近田政博，中井俊樹，齋藤芳子(2010)：大学教員準備講座，玉川大学出版部．

西脇資哲(2015)：新エバンジェリスト養成講座，翔泳社．

沼野一男(1968)：教育技術ゼミ　黒板とOHP，看護教育 9(8)：58-59．

根岸千悠(2015)：当事者意識で意思決定能力を磨くケースメソッド教育，国立教育政策研究所：教員養成教育における教育改善の取組に関する調査研究—アクティブ・ラーニングに着目して，平成25〜26年度プロジェクト研究(教員養成等の改善に関する調査研究)報告書：18-22．

マルカム・ノールズ(堀薫夫，三輪建二監訳)(2002)：成人教育の現代的実践—ペダゴジーからアンドラゴジーへ，鳳書房．

野口芳宏(2011)：野口流 教師のための発問の作法，学陽書房．

エリザベス・バークレイ，クレア・メジャー，パトリシア・クロス(安永悟監訳)(2009)：協同学習の技法—大学教育の手引き，ナカニシヤ出版．

浜上薫(1991)：発問づくりの技術，明治図書出版．

東めぐみ(2009)：看護リフレクション入門—経験から学び新たな看護を創造する，ライフサポート社．

ダイアン・M・ビリングス，ジュディス・A・ハルステッド(奥宮暁子，小林美子，

佐々木順子監訳) (2014)：看護を教授すること　原著第4版—大学教員のためのガイドブック，医歯薬出版．
藤岡完治(1994)：看護教員のための授業設計ワークブック，医学書院．
藤岡完治，堀喜久子，小野敏子編(1999)：わかる授業をつくる看護教育技法1—講義法，医学書院．
藤岡完治，屋宜譜美子(1999)：わかる授業をつくる看護教育技法4—メディア・教材，医学書院．
藤岡完治，野村明美(2000)：わかる授業をつくる看護教育技法3—シミュレーション・体験学習，医学書院．
藤岡完治，堀喜久子編(2002)：看護教育講座3—看護教育の方法，医学書院．
藤岡完治，屋宜譜美子編(2004)：看護教育講座6—看護教員と臨地実習指導者，医学書院．
舟島なをみ(2010)：看護教育学研究—発見・創造・証明の過程(第2版)，医学書院．
舟島なをみ(2013)：看護学教育における授業展開—質の高い講義・演習・実習の実現に向けて，医学書院．
ドナルド・ブライ(山口栄一訳) (1985)：大学の講義法，玉川大学出版部．
アラン・ブリンクリ，ベティ・デッサンツ，マイケル・フラム，シンシア・フレミング，チャールズ・フォースィ，エリック・ロスチャイルド(小原芳明監訳) (2005)：シカゴ大学教授法ハンドブック，玉川大学出版部．
プレゼンテーション学研究会編(2004)：コミュニケーション技法，博進堂．
ベネッセ教育総合研究所(2006)：第4回学習基本調査報告書・国内調査(高校生版)．
堀公俊，加藤彰(2008)：ワークショップ・デザイン—知をつむぐ対話の場づくり，日本経済新聞出版社．
松浦宏，小阪敬二，石川正夫編(1986)：指導技術100の工夫，学習研究社．
松尾睦(2006)：経験からの学習—プロフェッショナルへの成長プロセス，同文舘出版．
眞鍋知子(2015)：私たちは事前課題にこう取り組んでいる(1)—「看護過程の展開」に活かす，看護教育56(5)：412-418．
宮野公樹(2013)：研究発表のためのスライドデザイン，講談社．
村本淳子編(2001)：わかる授業をつくる看護教育技法2—討議を取り入れた学習法，医学書院．
目黒悟(2010)：看護教育を拓く　授業リフレクション，メヂカルフレンド社．
目黒悟(2011)：看護教育を創る授業デザイン—教えることの基本となるもの，メヂカルフレンド社．
百瀬栄美子(2012)：講義で活かすプレゼンテーション，看護教育，53(1)：12-18．
森敏昭，岡直樹，中條和光(2011)：学習心理学—理論と実践の統合をめざして，培風館．
矢川徳光(1950)：新教育への批判，刀江書院．
安酸史子編(2015)：経験型実習教育—看護師をはぐくむ理論と実践，医学書院．

山本佐江 (2012)：小学校教室学習における形成的フィードバックガイドラインの考察, 東北大学大学院教育学研究科研究年報 60 (2)：295-306.

Bartsch, R. and Cobern, K. (2003)：Effectiveness of PowerPoint Presentations in Lectures, Computers & Education 41 (1)：77-86.

Bassett, J. and Nix, P. (2011)：Students' First Day of Class Preferences：Factor Structure and Individual Differences, North American Journal of Psychology 13 (3)：373-382.

Boud, D. and Molloy, E. (ed.) (2013)：Feedback in Higher and Professional Education：Understanding it and Doing it Well, Routledge.

Brookhart, S. (2008)：How to Give Effective Feedback to Your Students, ASCD.

Brown, G. (1982)：Two Days on Explaining and Lecturing, Studies in Higher Education 7 (2)：93-104.

Brown, G. and Atkins, M. (1988)：Effective Teaching in Higher Education, Routledge.

Brown, G. and Manogue, M. (2001)：AMEE Medical Education Guide No. 22：Refreshing Lecturing：a Guide for Lecturers, Medical Teacher 23 (3)：231-244.

Buskist, W. and Benassi, V. (2012)：Effective College and University Teaching：Strategies and Tactics for the New Professoriate, Sage.

Cantillon, P. and Sargeant, J. (2008)：Giving Feedback in Clinical Settings, British Medical Journal 337：1292-1294.

Carolyn, C. (2008)：Classroom Skills for Nurse Educators, Jones and Bartlett Publishers.

Carroll, J. (1963)：A Model of School Learning, Teachers College Record 64 (8)：723-733.

Chowdhury, R. and Kalu, G. (2004)：Learning to Give Feedback in Medical Education, The Obstetrician & Gynaecologist 6 (4)：243-247.

Davis, B. (2009)：Tools for Teaching, 2nd Edition, John Wiley & Sons.

DiClementi, J. and Handelsman, M. (2005)：Empowering Students：Class-Generated Course Rules, Teaching of Psychology 32 (1)：18-21.

Dunn, D., Beins, B., Hill, G., and McCarthy, M. (2010)：Best Practices for Teaching Beginnings and Endings in the Psychology Major, Oxford University Press.

Dunn, D. (2015)：The Oxford Handbook of Undergraduate Psychology Education, Oxford University Press.

Emmer, E. and Sabornie, E. (2015)：Handbook of Classroom Management, 2nd Edition, Routledge.

Erickson, B. and Strommer, D. (1991)：Teaching College Freshmen, Jossey-Bass Publishers.

Evertson, C. and Weinstein, C. (2006)：Handbook of Classroom Management：Research, Practice, and Contemporary Issues, Routledge.

Exley, K. and Dennick, R. (2009)：Giving a Lecture：From Presenting to Teaching, 2nd Edition, Routledge.

Favero, T. (2011)：Active Review Sessions can Advance Student Learning, Advances in Physiology Education 35 (3)：247-248.

Feldmann, L. (2001) : Classroom Civility is Another of Our Instructor Responsibilities, College Teaching 49 (4) : 137-140.

Fleming, N. (2003) : Establishing Rapport : Personal Interaction and Learning, IDEA Paper No. 39.

Frey, B. and Birnbaum, D. (2002) : Learners' Perceptions on the Value of PowerPoint in Lectures, University of Pittsburgh.

Gaberson, K., Oermann M. and Shellenbarger, T. (2014) : Clinical Teaching Strategies in Nursing, 4th Edition, Springer Publishing Company.

Gibbs, G. (1988) : Learning by Doing : A Guide to Teaching and Learning Methods, Further Education Unit.

Goss Lucas, S. and Bernstein, D. (2014) : Teaching Psychology : A Step-by-Step Guide, 2nd Edition, Routledge.

Hattie, J. and Timperley, H. (2007) : The Power of Feedback, Review of Educational Research 77 (1) : 81-112.

Henslee, A., Burgess, D. and Buskist, W. (2006) : Student Preferences for First Day of Class Activities, Teaching of Psychology 33 (3) : 189-191.

Hunt, D. (2013) : The New Nurse Educator, Mastering Academe, Springer Publishing Company.

Iannarelli, B., Bardsley, M. and Foote, C. (2010) : Here's Your Syllabus, See You Next Week : A Review of the First Day Practices of Outstanding Professors, The Journal of Effective Teaching 10 (2) : 29-41.

Irons, A. (2008) : Enhancing Learning through Formative Assessment and Feedback, Routledge.

Johnstone, A. and Parcival, F. (1976) : Attention Breaks in Lectures, Education in Chemistry 13 (2) : 49-50.

Knepp, K. (2012) : Understanding Student and Faculty Incivility in Higher Education, The Journal of Effective Teaching 12 (1) : 33-46.

Light, G., Calkins, S. and Cox, R. (2009) : Learning and Teaching in Higher Education : The Reflective Professional, Sage.

Liu, N. and Carless, D. (2006) : Peer Feedback : The Learning Element of Peer Assessment, Teaching in Higher Education 11 (3) : 279-290.

Lowman, J. (1984) : Mastering the Techniques of Teaching, Jossey-Bass.

Mayer, R. (2001) : Multimedia Learning, Cambridge University Press.

Meo, S., Shahabuddin, S., Al Masri, A., Ahmed, S., Aqil, M., Anwer, M. and Al-Drees, A. (2013) : Comparison of the Impact of PowerPoint and Chalkboard in Undergraduate Medical Teaching : an Evidence based Study, Journal of the College of Physicians and Surgeons Pakistan 23 (1) : 47-50.

Nicol, D. and Macfarlane-Dick, D. (2006) : Formative Assessment and Self-Regulated Learning : A Model and Seven Principles of Good Feedback Practice, Studies in Higher Education 31 (2) : 199-218.

Nilson, L. (2010) : Teaching at Its Best : A Research-Based Resource for College Instructors, 3rd Edition, Jossey-Bass.

Novak, J. (1990) : Concept Mapping : A Useful Tool for Science Education, Journal of Research in Science Teaching 27 (10) : 937-949.

Pendleton, D., Schofield, T., Tate, P. and Havelock, P. (1984) : The Consultation : An Approach to Learning and Teaching, Oxford University Press.

Perlman, B. and McCann, L. (1999) : Student Perspectives on the First Day of Class, Teaching of Psychology 26 (4) : 277-279.

Race, P. (2004) : Using Feedback to Help Students to Learn, The Higher Education Academy.

Russell, I., Caris, T., Harris, G. and Hendricson, W. (1983) : Effects of Three Types of Lecture Notes on Medical Student Achievement, Journal of Medical Education 58 (8) : 627-636.

Seeman, H. (2010) : Preventing Disruptive Behavior in Colleges : A Campus and Classroom Management Handbook for Higher Education, Rowman & Littlefield Publishers.

Shulman, L. (1987) : Knowledge and Teaching : Foundations of the New Reform, Harvard Educational Review 57 (1) : 1-22.

Shute, V. (2008) : Focus on Formative Feedback, Review of Educational Research 78 (1) : 153-189.

Susskind, J. (2005) : PowerPoint's Power in the Classroom : Enhancing Students' Self-Efficacy and Attitudes, Computers & Education 45 (2) : 203-215.

執筆者プロフィール

- **中井俊樹**[なかい　としき]　編者，1章，2章，5章共著，11章共著
  愛媛大学教育・学生支援機構　教授

  専門は人材育成論，大学教育論。1998年に名古屋大学高等教育研究センター助手となり，同准教授などを経て2015年より現職。大学教育学会理事および日本高等教育開発協会理事。愛知県看護協会，愛媛県看護協会，岡山県看護協会，香川県看護協会などで研修講師を経験。松山看護専門学校，河原医療大学校などで教育学の授業担当を経験。著書に，『看護のための教育学』(共編著)，『看護現場で使える教育学の理論と技法』(編著)，『シリーズ大学の教授法3 アクティブラーニング』(編著)，『大学教員準備講座』(共著)，『成長するティップス先生』(共著)などがある。

- **小林忠資**[こばやし　ただし]　編者，3章，9章，10章共著
  岡山理科大学獣医学部　講師

  専門は大学教育論，比較教育学。名古屋大学高等教育研究センター研究員，愛媛大学教育・学生支援機構特任助教などを経て2018年より現職。まつかげ看護専門学校講師，中部看護専門学校講師，名古屋医療センター附属名古屋看護助産学校講師，名古屋大学附属病院研修講師，愛知県看護協会研修講師などを経験。著書に，『看護のための教育学』(共編著)，『看護現場で使える教育学の理論と技法』(分担執筆)，『シリーズ大学の教授法3 アクティブラーニング』(分担執筆)，『シリーズ大学の教授法1 授業設計』(分担執筆)，『大学のFD　Q&A』(分担執筆)などがある。

- **清水栄子**[しみず　えいこ]　4章，12章
  追手門学院大学基盤教育機構　准教授

  専門は高等教育論。1988年安田女子大学文学部卒業，2007年桜美林大学国際学研究科大学アドミニストレーション専攻修了，2012年広島大学大学院教育学研究科教育人間科学専攻博士課程後期修了，博士(教育学)。1988年安田女子大学事務局，2008年公立大学協会事務局主幹，2010年阿南工業高等専門学校FD高度化推進室講師，2013年愛媛大学教育・学生支援機構講師などを経て2018年9月より現職。著書に，『アカデミック・アドバイジング　その専門性と実践―日本の大学へのアメリカの示唆』(単著)，『大学のFD　Q&A』(分担執筆)がある。

- **内藤知佐子**[ないとう　ちさこ]　10章共著

  京都大学大学院医学研究科　人間健康科学系専攻臨床看護学　研究員

  専門はシミュレーション教育，人材育成。1999年国際医療福祉大保健学部看護学科卒業後，東京大学医学部附属病院勤務。2004年新潟県立看護大学大学院助手。2008年同看護学修士課程修了。同年より京都大学医学部附属病院看護部管理室に勤務し教育担当に。2010年京都大学医学部附属病院総合臨床教育・研修センター助教。2020年より現職。著書に『系統看護学講座　基礎看護技術Ⅱ』(分担執筆)，『根拠と事故防止からみた基礎・臨床看護技術』(分担執筆)，『シミュレーション教育の効果を高める―ファシリテーター Skills & Tips』(共著)などがある。

- **根岸千悠**[ねぎし　ちはる]　6章, 7章

  大阪大学全学教育推進機構　特任助教

  専門は教育学，教師教育学。大阪大学教育学習支援センター特任研究員などを経て2017年より現職。著書および論文に，『大学のFD　Q & A』(分担執筆)，『シリーズ大学の教授法2　講義法』(分担執筆)，「自身の授業を振り返るFDワークショップの実践―大阪大学コースデザインワークショップの取り組み」，『大阪大学高等教育研究第3号』(共著)などがある。

- **根本淳子**[ねもと　じゅんこ]　8章

  明治学院大学心理学部教育発達学科　准教授

  専門は，教育設計論，人材開発論。熊本大学大学院教授システム学専攻助教，愛媛大学大学連携e-Learning教育支援センター四国愛媛大学分室准教授を経て2019年より現職。著書に，『大学授業改善とインストラクショナルデザイン』(共編著)，『インストラクショナルデザインの道具箱101』(共編著)，『ストーリー中心型カリキュラムの理論と実践―オンライン大学院の挑戦とその舞台裏』(共編著)などがある。

- **服部律子**[はっとり　りつこ]　11章共著

  奈良学園大学保健医療学部看護学科　教授

  専門は母性看護学。京都大学医学部附属病院で助産師として勤務したのち，1994年京都大学医療技術短期大学部看護学科助手となり，名古屋市立大学看護学部講師，椙山女学園大学看護学部教授などを経て2016年より現職。著書に，

『周産期ナーシング』(共著),『新版テキスト母性看護Ⅰ』(共著),『主体的な生き方を支えるピア・カウンセリング実践マニュアル改訂新版』(共著)などがある。

- **森千鶴**[もり　ちづる]　5章共著
筑波大学医学医療系　教授

専門は精神看護学。1996年山梨医科大学医学部講師,助教授を経て,山梨大学大学院教授,国立看護大学校教授の後,2007年より現職。大学院で「看護教育」関連の科目も担当。看護協会などで実習指導者講習会,茨城県立医療大学で専任教員養成講座の講師を担当。『これからの精神看護学』(監編著)など精神看護学に関するテキストを分担執筆している。

索引

欧文

CK (Content Knowledge)　3
e ラーニング　159
GROW モデル　62, 159
LGBT　24
LMS (Learning Management System)
　　93, 160
PCK (Pedagogical Content Knowledge)　3
PK (Pedagogical Knowledge)　3
Plus/Delta　159
TBL (Team-Based Learning)　137, 159

和文

あ

アイコンタクト　50, 159
アイスブレイク　124, 159
アクティブラーニング　5, 6, 10, 121, 159
穴埋め問題　105, 159
インフォグラフィック　80, 160
引用　146, 160
映像教材　94
演習の学習指導案の例　154
オープンクエスチョン　58, 160
置き換え　46
教えるための知識　3
教える内容に関する知識　3
オフィスアワー　139, 160

か

概念地図　83, 125, 162
学習意欲　21, 55, 107, 112, 142
学習環境　28, 141
学習管理システム　93, 160
学習時間　18, 22, 129, 161, 165
学習指導案　160
　──の例，演習の　154
　──の例，講義の　151
学習成果の振り返り　35
学習内容　31
　──の説明の順序　42
　──への関心　29
学習に要する時間　18
学習目標　30, 119
　──を共有する工夫　111
学習を支援する施設　140
学生
　──，障害のある　25
　──，少数派の　16
　──，男性の　23
　──との信頼関係　142
　──の関心を高める工夫　45, 122
　──の成果物　96
　──の体験　44
　──の多様性　14
学問的誠実性　146, 165
隠れたカリキュラム　19, 160
活動に焦点をあわせた指導　9
カリキュラム　4, 160
看護観　118
看護師国家試験　9
観察　34, 49, 95, 104, 122
カンニング　142, 160
疑似体験　44, 47
キャロルの時間モデル　18, 161
教案　160
教育観　12, 118
教育基本法　15, 161
教育の機会均等　15, 161
教育の質保証　129, 161
教員自身の体験　47

教科書　87, 88, 161
　──の活用方法　120
教材　19, 86
　──の選択　86
教室マネジメント　141
協同学習　135, 161
クリッカー　161
グループの編成　25
クローズドクエスチョン　58, 161
経験学習　165
講義　5
　──の学習指導案の例　151
講義法　5, 161
肯定的フィードバック　112, 162
高等教育　162
合理的配慮　25, 162
声の出し方　48
コース　116
コースパック　92, 162
コーチング　62, 162
個人内評価　107, 162
個人に対するフィードバック　101
個別学習　134
コンセプトマップ　83, 125, 162

さ

最終回の授業　117, 124
ジグソー法　137, 163
自己効力感　112, 163
自己評価　163
指示　11, 53, 60
紙上患者　167
実技へのフィードバック　106
実物　93
指導案　160
四分六の構え　78, 163
シミュレーション教育　96, 114, 163
指名　60
集団に対するフィードバック　101

授業　2
　──, 最終回の　117, 124
　──, 初回の　117
　──の構成　27
授業案　160
授業研究　12, 163
主教材　89
授業シート　37
　──の例　158
授業時間外
　──の学習　19, 128
　──の学習課題　130
　──の課題に対するフィードバック　138
授業内容　4
授業評価アンケート　127, 163
授業方法　4
　──の基本の型　10
　──の指針　13
　──の失敗　8
受講ルール　142
主発問　55, 163
守破離　11, 164
生涯学習　126
障害のある学生　25
少数派の学生　16
小テストへのフィードバック　105
ショートカットキー　72
初回の授業　117
書体　68
シラバス　89, 119, 125, 164
事例　96
シンク・ペア・シェア　164
信頼関係を高める工夫　143
図解の種類　81
ステレオタイプ　16, 164
スライド　64, 76, 90
　──の作成　67
　──の作成時のチェックリスト　70
　──の強み　64

―― の配色　69
　　―― のレイアウトの工夫　71
正誤問題　105, 124, 164
省察的実践家　11, 164
成人学生　20
成績評価　120
性的マイノリティ　24
セッション　116
絶対評価　107, 164
説明　11, 33, 40, 53
相対評価　107, 164
即時フィードバック　101, 165

た

大学設置基準　165
体験学習　7, 165
体験
　――, 学生の　44
　――, 教員自身の　47
　―― の振り返り　61
　―― を学習につなげる発問　62
大福帳　35, 165
　―― の例　157
多肢選択問題　105, 165
多様性　14
　―― の尊重　20
単位制度　128, 165
男性学生　23
　―― の学習支援　24
チーム基盤型学習　137, 159
遅延フィードバック　102, 165
知的誠実性　146, 165
著作権　87
詰め込み型の授業　9
ディスカッション　5
　―― のルール　145
ディベート　165
デブリーフィング　166
展開　27, 57

伝統的学生　21, 166
導入　11, 27, 28, 57
導入・展開・まとめ　10, 27, 116, 166

は

配付資料　73, 90
バズ学習　166
発問　4, 11, 29, 49, 52, 53, 95, 166
　――, 体験を学習につなげる　62
　――, 目標を行動につなげる　62
　――, 問題解決につなげる　61
　―― の機能　55
　―― の種類　58
　―― の枠組み　61
話し方　48
話す速度　48
板書　76
　―― の活用方法　75
　―― のチェックリスト　79
　―― の強み　75
　―― の配置　77
反省的実践家　11, 164
反転授業　131, 166
汎用的能力　121, 166
ピア・フィードバック　100, 166
非言語コミュニケーション　147, 166
ビジュアルハンド　51, 167
否定的フィードバック　112, 167
比喩　46
剽窃　146, 167
フィードバック　35, 99, 134, 167
　――, 個人に対する　101
　――, 実技への　106
　――, 集団に対する　101
　――, 授業時間外の課題に対する　138
　――, 小テストへの　105
　――, ペンドルトン・モデルに基づいた　113
　――, ミニッツペーパーへの　105
　――, レポートへの　106

フィードバック
　── の形態　103
　── の効果　99
　── の主体　100
　── の対象　101
　── のタイミング　101
　── の段階　108
フィードバック・サンドイッチ　112, 167
フォント　68
復習の課題　36, 133
双子の過ち　8, 167
振り返り　12, 125
　──，体験の　61
ペーパーペイシェント　167
偏見　17, 19
ペンドルトン・モデル　112, 167
　── に基づいたフィードバック　113
ポートフォリオ　92, 167
補助教材　89, 90
補助発問　163
ボディランゲージ　50, 168
本質的な問い　122, 168

ま
間のとり方　49
まとめ　11, 27, 35, 57
マルチメディア教材の7つの原理　66
ミニッツペーパー　35, 105, 126, 150, 168
　── の例　156
　── へのフィードバック　105
メタ認知　109, 168
網羅に焦点をあわせた指導　8
模擬患者　168

目標を行動につなげる発問　62
模型　93
文字の色　78
文字の大きさ　78
問題解決　61
　── につなげる発問　61
問題行動への対応　147
問題行動を制止する理由　148

や
ゆさぶり発問　56, 168
抑揚　49
予習の課題　36, 133

ら
ラーニングコモンズ　140, 168
ラウンド・テーブル　83, 168
ラポール　142, 169
リアリティのある教材　93
リフレクティブサイクル　61, 169
臨地実習　7
ルーブリック　106, 169
レイアウトの基本原則　70
レディネス　28, 169
レポート　106, 146
　── へのフィードバック　106
ロールプレイ　7, 169
ロールモデル　7, 24, 147, 169
六六法　166

わ
ワークシート　87, 92, 136